居家透析知识丛书

JUJIA TOUXI ZHISHI CONGSHU

丛书主编：谭丽萍 王 赟

居家透析

知识储备

主编 王 芸

JUJIA
TOUXI
ZHISHI
CHUBEI

苏州大学出版社
Soochow University Press

图书在版编目（CIP）数据

居家透析知识储备 / 王芸主编 . —苏州：苏州大学出版社，2023.11

（居家透析知识丛书 / 谭丽萍，王赟主编）

ISBN 978-7-5672-4561-7

Ⅰ.①居…　Ⅱ.①王…　Ⅲ.①血液透析—基本知识　Ⅳ.① R459.5

中国国家版本馆 CIP 数据核字（2023）第 204121 号

书　　名：**居家透析知识储备**

主　　编：王　芸
责任编辑：项向宏
助理编辑：何　睿
装帧设计：吴　钰
插画设计：袁悦靓

出版发行：苏州大学出版社（Soochow University Press）
社　　址：苏州市十梓街 1 号　　　　邮编：215006
网　　址：www.sudapress.com
E－mail：sdcbs@suda.edu.cn
印　　装：苏州市古得堡数码印刷有限公司
邮购热线：0512-67480030
销售热线：0512-67481020
网店地址：https://szdxcbs.tmall.com/（天猫旗舰店）

开　　本：700 mm×1 000 mm　1/16　　印张：6.25　　字数：103 千
版　　次：2023 年 11 月第 1 版
印　　次：2023 年 11 月第 1 次印刷
书　　号：ISBN 978-7-5672-4561-7
定　　价：25.00 元

凡购本社图书发现印装错误，请与本社联系调换。服务热线：0512-67481020

"居家透析知识丛书"编委会

主　审

施晓松　宋　锴

丛书主编

谭丽萍　王　赟

丛书副主编

姜小梅　王　芸　周梅芳　陈斯霞　潘烨瑾

丛书编委

（按姓氏笔画排序）

马　琴　王　蔚　田凤美　朱义盼　刘鹏程

汤美玲　李　颖　李文文　吴　青　沈明丽

姚　群　顾　丹　顾　莹　钱　鹏　倪　蓉

倪云洁　蔡梅芝

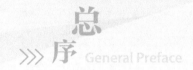

总序 General Preface

随着社会老龄化、生活方式和环境的变化，终末期肾病（end-stage renal disease, ESRD）正成为全球重大公共卫生问题，具有高发病率、高致残率和高治疗费用等特点。2020年全球肾脏替代治疗人数已达到378.1万人，有研究预测，至2030年将有543.9万人需要接受肾脏替代治疗。肾脏替代治疗主要包括血液透析和腹膜透析。腹膜透析是治疗终末期肾病的有效手段之一，相较于血液透析具有诸多优势，如可居家治疗、操作简便、能更好地保护残余肾功能、对血流动力学影响小、传染病感染风险低、生存质量较高及治疗费用较低等，已被广大医务人员和肾友所接受。因此，腹膜透析是应对终末期肾病这一重大公共卫生问题的有效策略。

中国是全球腹膜透析治疗人数最多的国家，截至2021年年底，来自国家卫生健康委员会全国血液净化病例信息登记系统（Chinese National Renal Data System, CNRDS）的数据显示，我国腹膜透析总人数已达126 372人，且每年以12%～15%的速度增长。居家腹膜透析以其安全有效、支持远程数据管理、非聚集性、居家便利、心脑血管疾病并发症少和利于回归社会等优势，成为终末期肾病替代治疗的首选。

腹膜透析肾友需要长期进行居家透析治疗，日复一日，年复一年，如何以良好的心态积极应对透析持久战，做自己身体的照护者和管理者，延缓并发症的发生，最终提高生命的质量，亟需医护人员专业而通俗的健康教育指导，在充分尊重肾友的基础上提供更人性化的医疗服务，帮助肾友提升居家透析自我管理能力，展现医护人员仁心仁术。"居家透析知识丛书"正是基于"以患者为中心"的理念而诞生的科普读物。

"居家透析知识丛书"一共有五册，分别是《我选择居家透析》《居家透析知识储备》《居家透析我做主》《居家透析那些事》《居家透析笑对生活》。这套丛书以一个有着三年居家腹膜透析经验的肾友视角，部分采用问答的形式，运用通俗易懂的语言，图文并茂，生动地讲述肾病来由、透析经历和身边肾友发生的故事。每册书中围绕居家透析主题，对专业的慢性肾脏病知识、透析治疗手段、自我管理方法进行了科学的解读，希望可以帮助终末期肾病肾友做好心理建设，积极面对疾病，逐渐学会与疾病共存，在面临透析抉择时和透析过程中可以从容不迫，建立良好的自我感知，做居家透析的管理者，真正地回归社会。同时，这套丛书可以提高全社会对慢性肾脏病及其防治的知晓度。

这是一套不普通的科普丛书！一来，新冠疫情的冲击改变了民众的工作和生活方式，同样也改变了终末期肾病肾友透析治疗方式的选择，改变了医院透析中心对肾友的随访管理模式，并促使我们酝酿形成了编写一套服务居家透析肾友的科普书的想法。二来，本套丛书编委会成员是苏州大学附属第二医院血液净化专科护士培训基地中长期从事血液净化专科护士培训的护理专家和专科护士。在编写过程中，他们尽最大努力去还原多年的临床诊治护理真实案例，凝结多年的居家腹膜透析培训教育经验，收集众多肾友及其家属的热点关注问题进行内容设计，让读者有更好的阅读体验。

这套丛书内容的整理、撰写和校对得到了医院领导、肾内科同人及出版社的大力支持与专业指导，部分慢性肾脏病肾友也给了我们很多好的意见和建议，在此向持续关注腹膜透析领域、关爱慢性肾脏病肾友的各界人士表示衷心的感谢。

谭丽萍

苏州市护理学会副理事长

苏州大学附属第二医院（核工业总医院）护理部主任

2023 年 10 月

前言 Foreword

>>>

近几十年来，慢性肾脏病的发病率在全球范围内都呈现快速增长的趋势，全球慢性肾脏病的患病率在11%～13%，且2%的肾脏病患者会进入终末期肾病阶段，只能通过维持性透析或肾脏移植才能维持生命。这类患者在透析治疗过程中会遇到各种并发症和合并症，不仅耗费巨大社会资源，也对患者及其家庭造成沉重的经济和心理负担。

终末期肾病患者选择腹膜透析后，在长期的居家透析过程中，患者及其主要照顾者只有了解疾病相关知识，掌握透析的知识和技能，科学地进行自我管理，才能延缓肾脏病的进展，减少并发症的发生，以获得更好的透析效果。为了让患者了解专业的肾脏病知识，解答患者和家属最关心的问题，我们筹划编写了这本《居家透析知识储备》，旨在用深入浅出的语言、通俗易懂的文字、真实案例改编的故事，向大家讲述居家透析的相关知识。

本书主要围绕准备开始居家透析时需要掌握的相关知识和技能进行展开，系统地介绍了开始透析时的准备，透析操作的学习，腹膜透析导管及出口护理的方法，透析的饮食营养、用药和居家透析过程中意外情况的处理等内容。希望通过对专业知识的普及，让因慢性肾脏病而拟行腹膜透析的肾友们掌握专业的知识，以积极的心态正确应对病情变化，同时更科学、有效地掌握居家透析自我管理的方法，提高居家透析质量，减少并发症的发生。

由于时间和精力有限，书中难免存在不足之处，敬请广大读者批评指正！

王 芸

2023 年 10 月

目 录 Contents

一

开启居家透析学习课堂

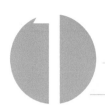

了解居家透析知识

手术后的第三天，我下床活动不再感觉伤口疼痛了，感觉自己的体力也恢复得差不多了。透析卫士精准把控着我的状态，早上和我说："小沈，我看你这几天恢复得挺好，准备好开始学习了吗?""这几天每次你来给我做腹膜透析的时候，我都仔细观察了，感觉就是简单的几个步骤，应该难不倒我，不用学习我应该也操作得来啊。"几天的交流下来，我和透析卫士熟络了很多，交流也更自然随意了。

"看来年轻人对于陌生事物的学习确实有优势啊! 但是，你观察得可能会有偏颇哦，真正开始学习操作前，我要先把更多的需要掌握的知识教给你，这样你就不会觉得腹膜透析就单单是你看到的几步操作这么简单了。"透析卫士严肃地说道。

"为了保证每一个肾友手术后回到家中都能安全、安心地进行腹膜透析，我们需要将整套的居家透析知识都教给你及你的家人。这整套的知识包括居家透析准备、腹膜透析操作方法、腹透管及出口的自我护理方法、居家饮食合理搭配、居家用药安全，以及带着腹透管生活中可能会遇到的一些状况和应对方式、如何保护残余肾功能等内容。在接下来的一周时间里，你就要开始学习之旅了。学习过后，我们还要对你和你的家人进行考核呢，各项考试都合格了，你就可以真正开始居家透析了。"透析卫士刚刚严肃的语气缓和了一些，继续说道，"只有你们真正掌握了这些知识，才能做好居家透析后的自我管理，才能有较好的透析效果。"

认真学习是保证透析安全的基础

今天是全新的一周，我的透析卫士按照我们约定好的时间来教我如何居家进行腹膜透析操作了。

尽管之前已经连续几天观察了护士的操作，感觉就是简单的几个步骤：将腹透液袋和肚子上的腹透管连接好，再将腹透液放进放出就可以了。但透析卫士的话让我意识到，要完全掌握这项操作，保证回家后能安全地进行腹膜透析，我必须要认真地学习。

在透析卫士的指导下，我先观看了腹膜透析操作的视频，相较于观察护士在我身边的操作，这让我更全面地了解了腹膜透析的过程。观看完视频后，我更加意识到之前自己认识的片面性，原来每次护士来床边给我做腹膜透析前还做了那么多的准备工作。

腹膜透析换液操作视频

透析卫士似乎洞察了我的心思，说道："小沈，凡事预则立，不预则废。腹膜透析操作前的准备工作很关键，准备工作的内容包括腹膜透析相关用物准备、操作环境准备和操作人员准备。只有准备工作做好了，后面的每一步才会做得安心、顺畅。"

（1）腹膜透析相关用物准备

透析卫士很贴心，给了我一张初次居家透析需要准备的物品清单，还标注了各种物品的用途，并叮嘱我在出院前要逐一将这些物品在家中准备好。要准备的物品包括以下几类。

第一类，一次性使用的无菌用品及消毒用品。这类物品是经过正规的消毒灭菌的，保存的时候也需要注意归类收纳，主要有碘伏帽（碘液微型盖）、医用消毒口罩、一次性使用造口袋、医用消毒棉签、无菌纱布或者一次性使用伤口敷贴、碘伏液或者碘伏棉签。最需要注意的是腹透液的储存和使用，居家透析用的腹透液应存放在常温下，干净、通风、干燥且能避免阳光直接照射的房间；不同规格的腹透液分开存放，存放时按照有效期先后顺序摆放；腹透液不能堆叠太高，不要超过五层，最底层要与地面隔开，不能直接放在地上。

第二类，非消毒用品。这类物品不需要消毒，但在进行腹膜透析治疗过程中会使用或者接触到，因此也需要做好准备和收纳，主要有腹膜透析换液记录日记本、钟表、弹簧秤或者台秤、引流管路夹（蓝夹子）、长尾夹或者大夹子、血压计、体温计、体重秤、腹透管保护腰带。

第三类，其他腹膜透析辅助用品。这类物品在腹膜透析换液前或者换液时起辅助作用，主要有恒温加热装置（恒温暖液袋、电热包）、紫外线灯、输液架（悬挂腹透液袋用）、塑料盆（放置引流液袋用）、垃圾桶。

最后一类是用于清洁环境的物品，包括喷壶、毛巾或含酒精的湿巾、含抑菌成分的洗手液、免水洗快速手消毒液、擦手纸等。

每次进行腹膜透析换液操作前都要准备的物品分别有：用恒温加热装置预热到 37 ℃（与体温接近的温度）的腹透液、两个专用的引流管路夹（蓝夹子）、碘伏帽、悬挂腹透液袋用的输液架、盛放引流液袋的塑料盆、称量引流液的秤等。需要重点强调的是，腹膜透析所用到的盆要保持清洁干燥，不要放置其他杂物，里面粘贴上便于观察腹透液颜色的带字的纸条。别小看这张纸条，它是透析卫士为我准备的"法宝"之一，能不能看清纸条上的字是我们判断腹透液是否清澈的重要依据，如果透过腹透液袋不能看清楚纸条上的字，那就认定腹透液不够清澈，要引起重视，须第一时间联系医院腹膜透析中心进行相关的检查。另外，为了保证测量的准确性，称量腹透液用的弹簧秤或者台秤需要定期进行校正，并且每次称重要在归零后进行，称重时不要触碰其他物品，以免影响读数的准确性。

目前，有一款居家腹膜透析的设备，它将腹膜透析操作的需求如加热、紫外线灯消毒、引流液称重及碘伏帽等的临时储存等功能集合于一体。除此以外，它还能绑定手机 APP 来智能地管理腹膜透析操作，比如可以预约消毒开始的时间、提醒换液时间、精确记录腹膜透析数据、便捷地预约复诊以及进行个性化的腹膜透析指导。医学装备的发展确实为肾友们提供了更便捷的方式。

（2）操作环境准备

操作时要选择清洁干燥、宽敞明亮或光线充足、空气流通的房间。在家可以选择卧室或者书房，如果有单独的操作房间就更好了。操作的房间不能让宠物进入，也不要摆放花草。需要定期对用于操作的房间进行打扫，如定期更换窗帘、每天拖地等。每次进行腹膜透析换液操作前需要关好门窗、关闭空调和风扇等设备，使用紫外线灯对房间进行 30 分钟的消毒。需要注意的是，紫外线会伤害我们的皮肤、黏膜，所以紫外线消毒时，人员都要离开房间，消毒后避免空气流通，防止房间空气中的灰尘、细菌因此增多。房间里要有床头柜或者书桌作为操作台，每次操作前可以用 75% 的酒精或者稀释的 84 消毒液擦拭台面。这主要是为了保证透析期间操作环境的安全。这里要重点说一下空调，冬夏两个季节由于天气寒冷或炎热，空调被广泛使用，而在操作时需要关闭空调，那要怎么做才能既达到保暖或降温效果，又不违反操作规范呢？介绍一下很多肾友的经验：可以在开始空气消毒前先打开空调，当房间达到舒适的温度时，关闭空调，这样房间可以保持一定的舒适性，然后再打开紫外线灯进行消毒，消毒完成后进行腹膜透析操作。总之，在每次进行更换腹透液的操作时都要保证门窗关闭，不要在风扇前或者空调出风口附近操作，且保证操作期间风扇和空调关闭，避免操作期间有他人在附近走动。

当然，为了更多透析肾友回归社会、工作、学习的需要，现在也有集加热、消毒、操作于一体的微型腹膜透析操作装置，方便外出时安全地进行换液操作。

（3）操作人员或自身的准备

操作人员或自身的准备主要是保持个人的清洁，避免在操作过程中污染到腹膜透析导管接头的关键部位。日常应穿着宽松舒适、不限制手臂活动的衣服并尽量保持清洁。透析卫士还传授了一个小技巧：为了保证操作过程的安全，可以单独准备一件在家操作时专用的衣服，专业点叫"隔离衣"，就是在操作的过程中将日常穿的衣服隔离开的意思，就像给小宝宝喂饭、洗脸的时候，为了防止食物或水弄脏衣服穿的饭兜，只不过"隔离衣"要保持外面干净，还要自己在合适的位置挖个孔方便把腹透管拿出来，据说这还是医护人员的发明创造呢。

在整个操作过程中要佩戴好口罩。这里需要提醒下大家，口罩佩戴后要完全遮住口鼻，因为口鼻腔中定植了大量细菌，会通过呼吸、飞沫排到空气中，如口罩佩戴不正确或未戴口罩，在低头操作时，细菌容易飘散到各个地方。

操作主要靠手工进行，因此严格的手部清洁很重要，指甲缝里携带大量细菌，不仅需要经常修剪指甲，每次操作前还要使用抑菌洗手液按"七步洗手法"洗手（"七步洗手法"的口诀为"内、外、夹、弓、大、立、腕"），使用流动水冲洗双手。双手每一步的揉搓至少要重复5次，保证洗手时间不低于15秒，认真地进行揉搓以保证将相应部位清洁干净。除此之外，透析卫士还交代了和我一起学习的母亲，如果要帮我进行腹膜透析操作的话，一定要保持头发的整洁，或者戴一次性的帽子或浴帽以防止头发散落，引起污染。如果有灰指甲，操作时可以戴一副干净的手套，手套大小要合适，不能太大，以免影响操作，手套要保证干净，每次进行更换，戴手套之前也要用"七步洗手法"将双手洗干净。

原来在家进行腹膜透析前有这么多的准备工作，之前我真是"肤浅"了，感觉护士所做的操作很简单，看来真的是专业的人做专业的事，我真的需要认真地学习了，毕竟回家后要自己进行腹膜透析，做一个"专业"的病人。

思索着回家后如何更好地进行腹膜透析操作，我有了一些疑问："手是每次都要洗吗？假如我做腹膜透析时玩玩手机，可以吗？腹膜透析时要全程佩戴口罩吗？"透析卫士耐心地解答道："操作前，在准备阶段洗好手后，我们的双手除了接触腹透液和清洁的蓝夹子以外，就不建议触摸手机、遥控器等与透析不相关的物品了，这些物品表面的细菌非常多。如果操作过程中需要接电话等，建议你接触手机后，重新按"七步洗手法"洗手，保持手部的清洁，所以在你的必备清单里有免水洗快速手消毒液，就是以备在这种情况下使用的。透析过程中不建议玩手机，每次透析的过程约30分钟，如果觉得一个人比较无聊，可以在透析前选好自己喜欢的电视节目或者收音机频道，或者用手机听书等消磨时间。建议在透析的全过程都要佩戴口罩，如果中途摘下来，可能会无意识地用手接触口鼻，这样细菌就污染了手部，或者过程中有咳嗽、打喷嚏等行为就容易导致飞沫喷溅，增加感染的风险。"

"你能在刚开始的学习阶段不断地进行反思，并将回家后的情景进行模拟，可以看出你学习得很认真，这是学好知识和操作、回家安全地进行腹膜透析的基础。"我的透析卫士表扬了我。

3 腹膜透析操作熟能生巧

　　准备工作做好后，就要进入腹膜透析换液的正题了，也就是我之前观察到的护士的操作步骤，我的总结是"挂起来—连接好—放出来—灌进去—分离开"。听罢我的总结，透析卫士说，大步骤是没有错，但其中每一步都要细心确认以避免踩到"坑"。

　　先说说"挂起来"，就是将新鲜加热过、接近人体温度的腹透液挂在输液架上。需要注意腹透液加热的方法，一般家中要配备恒温加热包，外出时也方便携带，不建议用微波炉加热、隔水加热等方法，一般加热到37℃左右。居家透析的时候，取出一袋腹透液后就可以将下一袋腹透液放入恒温加热包加热备用了。

　　手工操作的腹透液的规格是每袋2 L，腹透液包装袋内是双联双袋系统，就是除了一个袋子装腹透液，还有一个空的引流袋，两个袋子由两段塑料管相连，分别是出液管和入液管，两根塑料管连接的地方有一个"Y"形接口，该接口有一个带拉环的"小帽子"保护。挂起腹透液是将装满腹透液的袋子挂在输液架上。在此之前，拿到一袋新鲜的腹透液时首先要检查外包装的完整性，然后在未拆包装的情况下一手拎起腹透液袋一角，检查其对角的积水量，袋内因为加热原因有少许水蒸气属正常情况，但是如果对角的液体量超过一横指，包装袋就有可能是破损的，需要重新更换一袋腹透液。接下来要检查腹透液温度是否合适、浓度是否正确、液体是否澄清无漂浮物、是否在有效期内、有无漏液，腹透液袋端的绿色可折柄是否折断，接口保护帽是否完好未脱落，这些都没问题就可以撕开外包装了。顺着包装袋设置好的撕裂口部位撕开就可以，不建议使用剪刀，以防止剪刀戳破腹透液。撕开外包装后，将腹透液袋平放在桌面上，一手按压腹透液袋，一手检查腹透液袋四周有无漏液，因为针孔大小的漏液是不易被察觉的，需要一定压力才能检查出。一面检查结束后，再检查另一面，两面都检查完就可以了，同时要再次检查保护帽拉环有无松动，确认没有松动就可以将腹透液挂起来了。

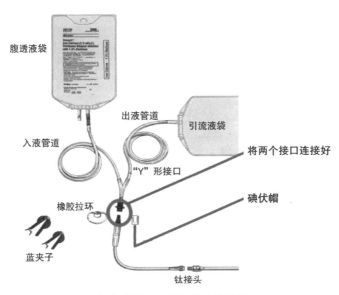

腹膜透析液双联双袋系统图解

悬挂时要确认好悬挂高度，使其高于腹部 50～60 cm。悬挂好后要顺势分离腹透液袋和引流袋，用两个管路夹分别夹住入液管和出液管，将引流袋放于专用的塑料盆内。同时要取出身上的腹透管，确保短管开关处于关闭状态。

换液操作的关键就是接下来这一步——"连接好"，是将腹透液"Y"形接口处"小帽子"保护下的开口和肚子上碘伏帽保护下的腹透管接头进行连接。

为了能安全地进行连接，一定要保证连接双方的性能完好，因此每次换液时都要检查腹透管的情况，按压腹部出口是否疼痛，检查钛金属接头是否闭合完好、没有松动，检查腹膜透析短管开关是否处于密闭状态。连接前，一只手握住"Y"形管接头的下方，暴露出带"小帽子"的接头。另一只手取出腹膜透析短管，确保短管处于关闭状态。此时，用一根手指拉住拉环暴露接口，另一只手顺势取下短管上的碘伏帽并保持接口开口向下，然后旋转腹透液管路连接端口与短管末端迅速连接，连接时短管口始终朝下，避免牵拉管路，旋拧管路连接端口与短管至完全密合。

连接完成后，下一步就是引流肚子里的液体了，打开短管的旋钮开关，松开引流管的管路夹，肚子里有腹透液的情况下就会看见液体流出了，这个时候要观察引流液流出的速度、量、颜色以及是否有混浊等。如果肚子里腹透液的量为一袋，引流的时间为 10 分钟左右。

引流结束后关闭短管的旋钮开关，接下来就需要准备将新鲜的腹透液灌入肚子里了。首先，将腹透液袋口的绿色可折柄折断，依次松开入液管和出液管的管路夹，慢数 5 秒后，让腹透液冲洗管路并排净管路里的空气，接着夹闭出液管的管路夹，打开短管旋钮开关，使腹透液灌入腹腔。导管通畅的情况下，一袋腹透液灌入的时间也在 10 分钟左右。灌注结束后关闭短管旋钮开关，夹闭入液管。

腹透液灌入完毕，撕开事先准备好的碘伏帽的外包装，备用。一手握住短管使开口朝下，另一手将短管与腹透液管路连接端口分离，取出碘伏帽，检查帽盖内是否有浸润碘液的海绵，旋拧碘伏帽与短管口至完全密合。这样就完成了分离步骤，也完成了一次换液操作。

换液之后，还有后续的事情需要做，就是要再次检查透出液的情况。正常情况下，引流出来的透析液是淡黄色或者黄色、清亮透明的液体，偶尔会有一丝白色棉絮样或者蛋清样的物质，这些物质是随腹膜透析透出的纤维蛋白，是正常现象。如果透出液出现混浊、不透明，或者呈不同程度的红色，就要保留好当前引流袋和里面的液体，并尽快与医院腹膜透析中心联系以取得帮助。

换液后要称一称透出液的重量，计算这一袋的超滤量（超滤量＝引流液量－灌入液量），记录这次换液结束的时间。如果换液时间过长，一次换液时间超过 30 分钟，也要记录在日志里。如果连续几次换液的时间都很长，换液时更换体位也没有改善，则需要联系腹膜透析中心的透析卫士以取得帮助。

透析日志记录的内容应该从每天早上开始，包括每一次腹膜透析换液操作开始和结束的时间，每一袋引流液的量及计算后的超滤量，以及血压、体重、用药、尿量等情况。当一天的腹膜透析操作结束时，要计算当天总的超滤量。超滤量有正有负，如果自我感觉良好，全身无水肿，体重无增加，胃口、睡眠、尿量都良好，不用过于在意超滤正负，因为每个人情况不一样，没有绝对的好坏。但是如果有水肿、体重增加、小便较前减少、每天超滤量都是负值的情况，就要重视了，需要及时到腹膜透析中心进行相关检查，评估腹膜功能，必要时调整透析方案。所以每天的记录不能马虎，因为这关乎腹膜透析的治疗是否合适。

做完这些之后就要处理引流袋里的引流液了。在家可以剪开引流袋，将引流液倒入马桶，注意不要让液体四处飞溅，然后用水冲洗马桶，将空了的引流袋按照垃圾分类要求丢到有害垃圾中。如果是患有肝炎等传染病的肾友，建议冲水前先用漂白粉浸泡30分钟，并建议每天使用84消毒液清洁马桶。

如果是使用前面介绍到的居家腹膜透析设备，那整个换液的过程就会方便很多了。这个机器可以预设好方案，比如我的透析方案是每天用4袋腹透液，也就是进行4次腹透液的替换，我可以在机器上设置为每天早上6点开始换第一袋，早上10点30分换第二袋……依次设置完4袋的时间，这样机器就能很智能地将我放置好的腹透液提前开始加热，同时也能在我开始操作前30分钟自动打开紫外线灯对房间进行消毒。除此之外，它自带的引流液称重设备也能很精准地记录当次的引流量并将数据传输到手机端，而手机端每天的记录也能传输到云端，这样就能很方便地让我的透析卫士远程监控到我在家的透析状况。

学习过程中，我在笔记本上记录好上面的每一个步骤，对于腹膜透析操作也有了进一步的理解。但我还是有一些疑问，腹透液挂得越高放得就越快，这样多节省时间啊，为什么要限制高度为50～60 cm呢？怎么判断自己肚子里的腹透液完全引流干净了呢？是不是放液时间越长越好，能把身体里的毒素多排出来点？如果肚子里有腹透液却引流不出来，那怎么办？

透析卫士继续为我讲解："挂得高确实可以使进液更快，但是高度越高，腹透液进入腹腔时对腹膜的冲击力就越大，长时间的过大力量冲击会损伤腹膜功能，所以腹透液高于腹部50～60 cm就可以了。有三种方法可以判断肚子里的腹透液是否引流干净，第一种方法，看引流液的量，出液量与进液量大致相同，说明引流干净；第二种方法，摸摸引流管路的温度，如果变凉了，低于体温，说明引流结束；第三种方法，稍微拎起引流管并仔细观察，如果里面的小气泡一直往上漂，说明没有引流液流出来了。引流时间并非越长越好，由于'虹吸'现象，放空腹透液有时会引起肚子痛，这就是常说的空腹痛，可以在判断引流差不多结束时稍微留一点腹透液在肚子里，防止出现这种不舒适感。过度引流会导致腹膜内网膜进入腹透管腹腔段的引流孔，造成堵管。肚子里有腹透液却引流不出来，这种情况确实在其他腹膜透析肾友身上发生过，这就不是正常现象了。先卖个关子，具体原因和解决方法以后会专门讲解，今天就不展开说了。但是你能在今天学习操作的过程中发散思维，联想到一些异常的状况，证明你学习的过程也是思考的过程，接下来要先把常规的操作练习熟练，后面还有很多知识需要你掌握呢。当然，每次学习的过程中都像今天这样深入学习和思考是必要的。"

想到透析卫士这么详细地给我讲解，而且对我的疑问都做了那么专业和耐心的解答，我就踏实多了，就像黑夜中航行的船舶有了领航灯，可以照亮航行的路程一样。

透析卫士讲解和演示结束后，我就要进行实操了，这个时候之前在病房看到的那个模拟腹膜透析病人肚子的模型就派上用场了。为了保证安全，我需要先在模型上反复练习操作步骤，直至透析卫士评估操作没有问题，我就可以在自己身上进行操作了。

于是，按照透析卫士教的步骤，我一步一步地在模型上摸索着、练习着，有遗漏步骤时，透析卫士会提醒我，让我确认无误后再继续下一步，直至完整地完成一遍操作。透析卫士鼓励我趁热打铁，每天多练习几遍，步骤就不会错了，熟能生巧就是这个道理。

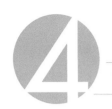

手卫生和戴口罩的重要意义

　　反复在模型上练习腹膜透析换液步骤直至熟练了以后，我的透析卫士鼓励我要开始实操了。在真正开始操作前，透析卫士再次和我强调了换液操作时手卫生和戴口罩的重要意义。

　　对于腹膜透析而言，手卫生和戴口罩是为了更安全地进行操作，因为自然环境中有很多肉眼看不见的灰尘和细菌存在，会影响操作的安全。在腹膜透析操作过程中，如果我们的双手没有洗干净，污染了，那就有安全隐患，可能会引起细菌进入腹腔发生腹膜炎。保证双手的清洁，不仅要求在开始操作前的准备阶段使用"七步洗手法"进行双手的清洗，还要求在整个过程中不要用手随意碰触操作相关物品之外的东西。如果在不得已的情况下接触了其他的物品，可以使用免水洗的快速手消毒液进行手消毒。

　　除了手卫生，戴口罩也很关键。口罩是预防呼吸道传染病的重要防线，不仅可以防止飞沫喷射，降低飞沫量和喷射速度，还可以阻挡含病毒的飞沫核，防止佩戴者吸入。口罩的使用有很多要求。日常注意手卫生，佩戴和摘下口罩前要洗手。戴口罩时须将口罩鼻夹侧朝上、深色面朝外。如口罩两面无颜色区别，可根据口罩皱褶判断，皱褶向下为外。戴口罩时，将双手手指置于金属鼻夹中部，一边向内按压，一边顺着鼻夹两侧移动指尖，直至将鼻夹完全按压成贴合鼻梁为止。快速吸气，检查空气是否从口罩边缘包括鼻梁处泄漏，再调整鼻夹。打喷嚏或咳嗽时不需要摘下口罩。口罩佩戴过程中，如果发现口罩明显潮湿或脏污，建议立即更换新口罩，以免影响防护效果。要求操作过程全程佩戴口罩是因为在腹膜透析操作的过程中，操作者要低下头用眼睛观察。试想一下，当我们低下头进行操作时，我们的鼻孔和嘴巴同时也会进行呼吸而产生气流，如果不戴口罩，口腔、鼻腔里的细菌会随着呼吸落到腹透管连接处，成为感染的危险因素。所以，这两项准备工作有重要的意义。

说着这些，透析卫士拿出了一个口罩和一张图片，首先讲解了戴口罩的时机，当我要开始做腹膜透析时，就必须佩戴好口罩，戴上后要捏一捏鼻翼处的部分，使之与鼻梁贴合。口罩需要在有效期之内，并每天更换，有污染或破损及时更换。在进行腹膜透析相关的操作过程中不能随意摘掉口罩，只要佩戴了口罩，就要保证它封闭了口鼻，只有这样戴口罩才是有效的。我随即拿了身边的一个口罩，试戴了一下，透析卫士说我做得很好。随后，我又学习了"七步洗手法"：用流动水湿润双手，足量肥皂液涂抹双手后，第一步掌心相对揉搓；第二步手指交叉，手心对手背揉搓；第三步掌心相对，十指交叉揉搓；第四步弯曲手指关节在掌心揉搓；第五步拇指放入掌心揉搓；第六步指尖在掌心中揉搓；第七步清洗手腕，最后清水冲洗干净，用纸巾擦净双手。学习完之后，我感觉步骤有点混乱，记不住，于是问透析卫士有没有简单一点的方法。她说有个口诀：内、外、夹、弓、大、力、腕。我看着图片，对着口诀试了试，还真的一下子就记住了。

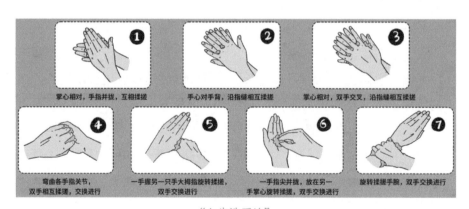

"七步洗手法"

我刚试着完整地进行了一次洗手操作，看见透析卫士用治疗车上的一个粉红色瓶子喷了喷手，好像闻到了点消毒液的味道，便问她："那如果不洗手，用消毒液喷一喷行不行呀？"她笑着说道："你是不是看到我用这个免水洗手消毒液了？在腹膜透析操作时，免水洗手消毒液是不能代替流动水洗手的，免水洗手消毒液只能应急，比如你在用流动水洗手后发现忘记准备物品了，可以准备好物品后再次用免水洗手消毒液消毒一下。当然，最好是所有准备工作做好后再进行洗手操作。还有，要选择能抑菌、并能冲洗干净没有残留的洗手液，洗手后关闭水龙头的方法也有讲究，可以垫擦手纸隔开后再关闭。洗手结束后用擦手纸擦干并直接进行操作，避免碰触其他不相关的物品。"

　　手卫生和戴口罩看似简单，操作起来里面窍门还真不少，是防止发生感染的"守门人"。

 **操作中的细节是安全透析的关键**

　　在经过了首次的"实操"后，自己不再那么紧张，再次操作的时候感觉顺手多了。之前很怕接头会污染，现在已经找到诀窍。短管和双联系统的连接是最为重要的一个步骤，双联系统的接头是个拉环，短管的接头是一个带有螺旋口的碘伏帽，如果先拧短管的碘伏帽，再去拉双联系统接头的拉环，污染的概率很大。因为拉拉环的力度不是很好控制，所以我会首先用左手握住短管，右手握住双联管，用握住短管的小拇指去拉双联管的拉环，之后右手握住双联系统的同时，右手的大拇指和示指旋开左手短管的碘伏帽，然后扔掉碘伏帽，将两个接口慢慢靠近并连接，这样就成功了。

　　虽然操作比以前熟练很多，但小问题还是很多。透析卫士说："首先，操作前只关注了门窗是否关闭，没有注意空调是否关闭。操作前检查腹透液的时候，只是测试了腹透液的温度，没有按压检查腹透液袋有无渗漏。这些都是一些小细节，但是往往细节决定成败，所以你在笔记本上要着重标记出来提醒自己哦。"等她说完，我翻看了我的笔记本，其实她列举的这些，之前学习的时候都有讲到。她笑着说："虽然你的腹膜透析操作比以前熟练了，速度也比以前快了，但是出现了新的问题。一开始你因为不熟练，做每一步都要思考一下，想着下一步怎么做，虽然慢，但是按部就班地照着标准做就不会有遗漏。腹膜透析虽然是一个简单的操作，但是其中的细节还是挺多的，这也关乎着腹膜透析的安全，决定着你的透析质量哦。"

　　"其次，在准备灌入腹透液之前要排空气，"透析卫士说，"可别小看那一段空气，只有体验过的人才懂，那一小段空气进入身体，会感觉浑身都不舒服，空气到哪，哪里就会痛。"我还是挺怕痛的一个人，听到这里，我在笔记本上着重圈出了"排气"两个字。

透析卫士指出我握住腹膜透析短管方向的问题，在进液结束分开接口时，腹膜透析短管的口要朝下，因为另一只手要去取碘伏帽的缘故，我会只顾着一头，忽略了另一头，所以在拿碘伏帽时，另一只手始终保持短管的口朝下，眼睛可以兼顾着看一下。最后就是腹透液的观察，不要急着去称腹透液的重量，一定要先观察腹透液的颜色，并检查透过引流液是否能看清盆底纸条上的字。因为有的人腹膜炎症状不典型，可能自己没什么感觉，腹透液也不是那么混浊，没有仔细确认是否能看清字，这种情况就会延误治疗，所以不要因为一个细节影响了腹膜透析操作，明明是能避免的事情，因为自己的疏忽导致住院，不仅身体上痛苦，更要花费时间、金钱。

俗话说，细节决定成败。腹膜透析操作中的细节更是安全透析的关键，不能因为自己都会了，觉得无所谓，就漏掉一两个步骤，等到出现问题才后悔就晚了。正在我这样想的时候，透析卫士又给我总结了一些关键点：①保证家里每天开窗通风和紫外线消毒，操作的台面要每天用酒精湿巾擦拭消毒，腹膜透析操作时保证门窗和空调关闭；②腹膜透析操作时尽量一个人，避免干扰；③口罩一定要遮盖口鼻；④洗手之前准备好全部的物品，洗完的双手尽量不碰与操作无关的物品；⑤擦手的纸巾尽量选择专门的擦手纸，避免使用容易掉纸屑的纸巾；⑥腹透液在恒温包里加热，不能放在热水或者微波炉里加热；⑦检查腹透液袋是否漏液时一定要按压检查；⑧腹透液悬挂的高度距离腹透管出口 50～60 cm；⑨双联系统接上后一定要先放出，再放进，进液前先排空气；⑩腹透液放出后一定要观察盆底纸条上的字，如果不能看清楚字，要第一时间联系腹膜透析中心；⑪一定要查看碘伏帽盖帽内的碘液海绵在不在。

通过透析卫士的总结，我对腹膜透析操作中的关键点又加深了印象。俗话说，好记性不如烂笔头，透析卫士说的我都一一记录下来了。每次自己操作完，我都照着笔记看看有没有遗漏的细节，毕竟在医院有透析卫士，回到家里就只能自己监督操作的规范性了。

我需要成为熟练"操作工"

通过透析卫士的讲解指导，我已经掌握了正确洗手的方法，腹膜透析所需要的物品也都已经准备好了，接下来就是将腹膜透析的操作练习熟练，保证自己回家后能安全地进行操作。刚开始看操作讲解视频的时候觉得这个操作很简单，自己操作起来发现并非易事。经过几天的学习，透析卫士告诉我，万事开头难，熟能生巧，找到适合自己的方法，多加练习。说完，她把带有腹透管的练习工具穿在自己身上，解说着操作的关键点。通过我无数次的反复练习和观看视频，连接双联系统的步骤终于不那么困难了，也找到了窍门：首先用一只手的小拇指勾掉双联系统的拉环，然后拿着双联系统的这只手慢慢旋开腹膜透析短管上的盖子，这时保证两个接头不要碰到其他任何东西，慢慢地将两头对准旋紧即可。没找到这个方法时，我的两只手常常会交叉，透析卫士说，交叉时触碰到接头的风险会很大。一开始我都是在模型上练习，每次吃完饭，没有补液的时候就会练习三四次，一天下来能练习十次左右，遇到有卡顿的地方，就重新来过，记录下来加强练习。后来像透析卫士一样把模具穿在身上练习。平时自己练习的时候，忘记哪个步骤就看一看笔记本，整个操作下来，自己也会和笔记本上的整个过程进行比对，看看是否有遗漏。每天早上，透析卫士会陪我练习操作，因为平时都是在模型上练习，第一次在自己身上操作时，还是有点紧张，好在透析卫士很有耐心，让我尽可能地自己想每一步的操作，实在想不起来，她会轻声提醒，最后帮我总结操作的问题。在模型上练习和在自己身上操作还是不一样的，特别怕触碰到别的东西。透析卫士好像看出了我的顾虑，安慰我别担心，她会看着我操作，让我慢慢来。因此，我的操作从一开始的慌张，到后来手慢慢地稳了很多，心态也变好了。通过几天透析卫士的陪练，我记录了她给我指出的问题，争取每一次练习都有进步，每次都减少一些发现的问题，我相信我会成为一个熟练的"操作工"。

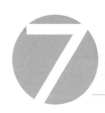

腹透管出口需要"呵护"

腹膜透析导管也叫"腹透管",它是腹透液进出腹腔的通路,是我的第二"生命线"。

腹透管的一端插在腹腔里,另一端留在腹腔外。腹透管从腹壁穿出皮肤的地方是"出口",用手摸一摸,会在手术切口和导管出口处的皮肤下摸到一段 10 cm 长的弯曲的管子,这一段就是腹透管从腹膜到出口的"皮下隧道",隧道两端都有硬硬的"节",叫卡夫(cuff),是防止导管脱出和预防细菌逆行的"门户"。

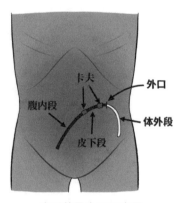

腹透管及出口示意图

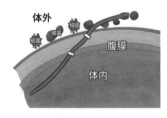

卡夫示意图

正常皮肤表面也会有很多细菌,如果没有规范地消毒腹透管出口处的皮肤,或是牵拉导管引起出口皮肤损伤,很容易发生腹透管出口感染和隧道感染,细菌甚至会因此顺着管道进入腹腔,引起腹膜炎而导致拔管。因此,正确进行腹透管出口的护理很重要。

腹透管出口护理视频

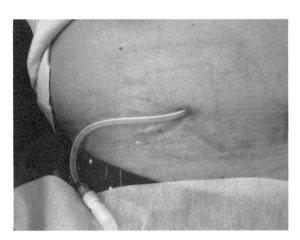

正常腹透管出口照片

　　腹透管出口护理，简单地说就是"换药"。腹透管出口护理是腹膜透析中非常重要的一部分，也是居家透析期间自我护理重要的项目之一。

　　住院期间，腹透管出口的护理由专业的医生或我的透析卫士完成。他们在帮我换药时，会告诉我伤口愈合情况及导管是否有牵拉的现象。腹透管是腹膜透析顺利进行的关键，而腹透管出口处的健康与否又是腹透管功能是否正常的重要一环。出院前，我的家人和我都接受了换药培训并得到透析卫士的考核认可。医生给我的伤口拆线后，出口护理由我和（或）我的家人完成。

　　换药前我会把透析卫士提供的换药图谱放在桌边，按照操作步骤换药。首先准备好换药所需的物品，这些物品在使用前一定要查看有效期，尤其是开封过的碘伏消毒液，开封超过 1 周就不建议使用了。也不建议大家买很多换药用品囤在家中，备 2 个月的用量就足够了。我一般买 10 包棉签（20 根 1 包），2 小瓶碘伏液，20 张敷贴，1 卷弹性胶布（可以剪约 40 段 7 cm 长的胶布段，能用小半年），20 支生理盐水（医院配）。每个月配药的时候我都会把换药用品也查看一下，不够的就再买一些。现在药店购买很方便，品种也很多，可以选择适合自己的消毒用品和敷料，也可以网购，但网上购买通常量比较多，且往往需要等待几天才收到。购买时最好选择以前使用过的品牌，不然买回来发现不合适就都浪费了。我自己换药时通常坐着，面前放一面镜子，以便于我观察出口的情况；家人给我换药时，我可以躺在床上，以方便家人操作。换药的时候房间门窗关闭，房间内不要有其他人员走动，我和帮我换药的家人都要戴上口罩，操作前规范地进行"七步洗手法"洗手。取下旧伤口敷料时，如果敷料和切口上的痂皮粘在一起，不要使劲撕扯，可以用无菌棉签蘸一些生理盐水浸湿敷料粘连的地方，等上一会儿就可以顺利取下敷料了。每次换药前仔细观察出口处情况，进行评估。家人帮我换药的时候，她会用手机拍下腹透管出口的照片，我会把照片与之前换药时的照片做对比，不放心的时候会通过微信把照片发给我的透析卫士看看，由她判断出口情况是否正常。换药时，先用碘伏棉签消毒腹透管周围的皮肤，以出口处为圆心，由里向外环形擦拭，消毒范围约与手掌心大小相当。消毒至少 3 遍，之后再用棉签蘸取生理盐水清洗出口约 1 cm 半径范围的皮肤和导管，避免用消毒液消毒导管，否则导管容易老化。如果出口处有结痂，可用蘸有生理盐水的棉签湿敷在结痂处，痂皮软化后很容易脱落。周围的皮肤如有胶布痕迹，需要用棉签蘸取生理盐水后慢慢擦去。最后，等待皮肤干燥后再贴敷料并用弹性胶布固定导管，固定时要顺着腹透管自然走势，不要扭曲、压折腹透管。整个换药过程中要特别小心不要用力牵拉腹透管。

术后 6 周内，透析卫士建议我先不要洗澡，6 周后可以在使用造口袋或洗澡贴膜的保护下淋浴，不能盆浴，不能让出口处浸泡在水里。如果出口处出现肿胀、发红、肉芽增生、有分泌物的情况，一定要立刻报告透析卫士，并尽快到腹膜透析中心处理。长期腹透管出口护理的意义在于预防出口处和隧道感染，进一步减少腹膜炎的发生。换药后，需要更换清洁的腹膜透析腰带，导管固定后，把腹透管放入腰带固定，调整腰带松紧度，避免牵拉和日常活动时不小心造成的机械性损伤。如果出口处出现了感染或不小心拉扯导管造成了局部外伤，一定要立即报告透析卫士，并按照要求进行处理。

接下来的步骤图解可以让大家更直观地了解腹透管出口换药的过程。

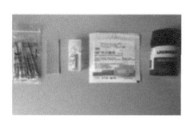

准备物品

（1）准备

物品准备：无菌棉签、固定胶带、无菌敷料、生理盐水、碘伏棉签。

环境准备：紫外线消毒 30 分钟，关闭门窗和风扇、空调。

个人准备：洗手、戴口罩。

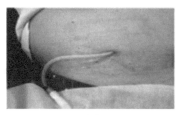

评估出口

（2）评估

取下旧敷料，评估出口。

看：有无肉芽增生；

压：局部有无硬块、疼痛；

挤：出口处有无分泌物。

如发现以下情况，如肿胀、发红、肉芽增生、有分泌物，请及时到腹膜透析中心处理。

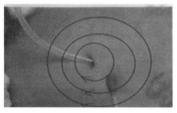

消毒

（3）消毒

碘伏环状消毒 3 次：使用碘伏棉签，消毒出口处皮肤 5 cm 半径范围，待干。

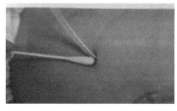

清洁

（4）清洁

使用生理盐水清洁出口、导管及周围皮肤胶布痕迹，待干。必要时，遵医嘱涂抹药膏。

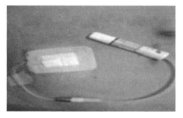

固定

（5）固定

覆盖无菌敷料，胶布妥善固定腹透管，并使用腰带保护短管。换药时间：一周换 2 次，敷料潮湿、卷边时及时更换。

呵护出口要学会"察颜阅色"

之前我说到，腹透管出口换药的时候准备一面镜子，或者让家人把出口的照片拍下来，对比之前腹透管出口的情况，很多人有疑问，有必要这么做吗？我们对于自己腹透管出口的情况要学会"察颜阅色"，要学会发现出口的异常，如肿胀、发红、肉芽增生、有分泌物，需要及时与透析卫士联系，并到腹膜透析中心处理。如果没有及时处理，可能会引起隧道炎、腹膜炎，甚至拔管，就无法继续进行腹膜透析了。

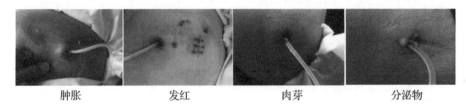

| 肿胀 | 发红 | 肉芽 | 分泌物 |

出口异常照片

腹透管出口没有规范地进行换药，或是牵拉导管，会引起出口感染，感染时不一定是像图片中一样只出现一种症状，有的时候可能是几种症状同时存在。我也出现过这种情况。那是置管后的第一个夏天，天气热，出汗后没及时换药，贴好保护膜洗了个澡，洗好澡后撕掉防水贴膜，看到敷贴贴得好好的，就舒舒服服躺床上睡觉了。第二天换药的时候拿镜子一照，发现腹透管出口肿了，像蚊子叮的包一样，周围一圈都发红了，腹透管旁边多了米粒一样大小的小肉肉，不疼，也不痒，敷料上还有一些血迹。我赶紧简单收拾了一下到医院找透析卫士，我紧张坏了："护士，我的腹透管出口坏了，是不是有腹膜炎了？"透析卫士检查了一下，留了标本送去化验，给我的出口消了毒，出血的肉芽看着又红又肿。透析卫士熟练地换药，在伤口上敷了药水棉球后贴上了敷贴，关照我在此期间不能洗澡，每天来门诊换药，叮嘱我不能牵拉管路。我当时非常害怕，就怕感染严重要拔管。经过三天换药，肉芽就消除了。医生根据标本的化验结果推断是由出汗后没有及时换药引起的。还好及时发现问题并处理了，没有酿成严重的后果。

我在腹膜透析中心遇到的肾友老李就没我这么幸运了。我发现出口感染的那天他也在门诊换药，听说是抱孙子的时候被踢到了腹透管出口，出口当时就出血了，他没当回事，也没有及时换药，没想到几天后出口有脓性分泌物了。透析卫士也是先给他留了标本送去化验，让他每天到门诊换药。他换了几天药发现出口没有红肿也没有分泌物了，以为没事了，就没有再到门诊换药。等细菌培养结果出来是金黄色葡萄球菌，透析卫士给他打电话，让他来门诊治疗，医生建议他做 B 超，他拒绝，结果一周后，他的感染没有好转，分泌物更多了，按压隧道还有疼痛。现在他做了 B 超检查，结果发现隧道里面有脓腔，就在卡夫的位置，仅靠出口换药不起作用，里面的脓腔无法清除，只能住院治疗，还要面临拔管的风险。他很后悔没有早点听医生和护士的建议，否则说不定现在就已经治疗好了。

肾友朱阿姨，做腹膜透析一个月。由于患糖尿病二十年，她几乎失明，只能看到微弱的光。最让人无法理解的是，她还不让别人帮她做腹膜透析和换药，出院一周时透析卫士让她去门诊随访，她以各种理由推脱，说不会出问题，保证一个月后复查。一个月到了，朱阿姨出现了腹膜炎被家人送到了腹膜透析中心，肚子疼得说不出话了。透析卫士打开出口敷料准备换药的时候都要惊呆了，敷料上全是脓，出口周围有手掌大小的红肿、硬块，出口和隧道全都感染了。透析卫士立即叫来了医生，医生看后也摇头，说腹膜炎很有可能是出口合并隧道感染引起的，给朱阿姨安排了床位住院。后来很长一段时间我都没有遇到过朱阿姨，偶然的一次，我路过血透室门口，遇到了朱阿姨的家人在门口等她，家人说，上次腹膜炎住院了一个月，医生说腹透液培养出来的细菌和出口培养出来的细菌是一样的，医生本来想帮她用药保留腹透管，隧道切开后还请外科医生对脓腔进行了清创，结果腹膜炎就是治不好，最后还是拔管改做了血液透析。她家人也是懊恼，说："她的脾气就是偏，说什么就是什么，一句都不听别人的。医生和护士都为她好，三番两次劝她让家人协助做腹膜透析操作，我都学会了，回家后就是不让我帮忙，非要自己做。她操作不合格，透析卫士说不能让她做。换药也是，非要自己弄，透析卫士打了几次电话让她去门诊复查，看看腹透管出口情况，她就是不听，我也拿她没办法。腹透液也不知道混浊了几天，她自己看不清楚也不喊我帮她看。我看她肚子疼得起不来了，才送她到医院的。医生说出口感染引起的腹膜炎是必须拔管的。"我听后无比痛心，如果朱阿姨能多听听透析卫士和医生的建议，如果能让家人帮忙操作，如果能多跟其他肾友交流一下，也许后果不是这样的。

刚开始，大家都是操作新手，但我信任我的透析卫士和医生，我更相信科学，我能规范地做好换药操作，让我的透析之路一切顺利。出院后，我为自己准备了一面大镜子，每次换药除了严格遵守无菌操作规程外，还认真地做到对腹透管出口"察颜阅色"。腹膜透析面前无小事，我每月定期按要求复诊，如我所愿，我的透析之路一切顺利，从那之后没有任何感染迹象。

呵护腹透管出口小技巧

一路走来，我已不像最初那样无助，我这一路有父母的陪伴，有医护人员的嘱托和肾友们的鼓励。我的经验逐渐丰富，也一直保持着相信科学、相信规范的初心。腹透管是第二"生命线"，我现在是吃一堑长一智，牢记着换药的时机：正常情况下每周换药2次，出汗、敷贴潮湿或有渗液、洗澡后、敷料卷边的时候要及时换药，避免牵拉管路。

腹透管置管6周后可以洗澡，但只能洗淋浴，不能洗盆浴。洗澡前先评估腹透管出口的情况，无红肿、分泌物等异常情况时才能洗澡，否则就需要到医院腹膜透析中心就诊。确认可以洗澡后，需要先准备并贴好造口袋或洗澡贴膜，贴的时候要鼓起肚子，让黏胶充分与皮肤接触，贴好后就可以洗澡了。腹透管周围避免用水直接冲洗，可以用毛巾蘸水擦洗，洗澡后擦干身体各个部位的水，再把造口袋或贴膜撕掉，进行换药操作。换药的时候一定要注意，贴敷料前保持出口皮肤干燥，潮湿温热的环境是细菌最喜欢的。换药后用弹性胶布固定管路，保持管路呈"C"形，避免牵拉。每次换药的时候一定要更换用于固定的弹性胶布，不要因为胶布没有脱落就不换。弹性胶布的黏胶与皮肤长期接触后会有胶布痕迹留在皮肤上，长期不清洁会痒，抓挠的时候就容易牵拉管路。最后系上干净的腹透腰带，管路放置在腰带里，避免折叠钛接头处，腰带尽量系在肚脐下。男同志们要避免使用皮带和在裤子腰部佩戴钥匙扣，否则容易磨损腹透管，可穿带松紧带的运动裤或休闲裤。

我认识一位肾友，四十多岁，做腹膜透析十年了。我刚置管的时候他住在我隔壁的房间，还以腹膜透析"前辈"的身份来劝导我。他做腹膜透析的前几年是很听话的，后来腹透管出口也不用胶布固定，洗澡时也不贴洗澡贴膜，洗澡后用碘伏消毒液消毒出口和腹透管，平时还喜欢系皮带。我便有疑问，透析卫士说腹透管要用弹性胶布固定，不能接触消毒液，否则会老化，腹透管还要放在腰带里保护，裤子上也不能系皮带，不然腹透管会被磨破。他说他是"老病人"，不要紧的。结果他的腹透管出事了，在靠近出口约 2 cm 的地方破了，漏了，还好他反应快，用蓝夹子夹住了靠近出口的地方，没有引起腹膜炎。到了医院，透析卫士修剪破裂的腹透管后，剩余的腹透管实在太短，没有办法连接钛接头和短管了，只能安排住院拔除腹透管。现在他已经改做血液透析了，这个"前辈"给了我警示。

另一位徐阿姨也是腹膜透析"老病人"了，做腹膜透析 14 年，她自己设计制作的腹膜透析腰带常常被透析卫士表扬，她说："这么多年腹膜透析，自己有经验了，知道怎么保护管道是最好的。医院里配的腰带都是均码的，不一定适合每个人的腰围，而且颜色单一。我的腰带都是自己测量长度，用自己喜欢的布料裁剪，缝纫机踩两下就做好了，每次做两条，换药和洗澡后替换腰带。这腰带就跟内衣内裤一样，都是贴身物件，用几个月旧了，就再做新的。看，我的腰带可以把管子固定好，还有拉链可以拉上，能把管子保护在腰带里面，外面裤子磨不到腹透管，而且腹透管也不会在腰带里弯折。"她非常爱护自己的腹透管，也愿意与大家分享好的方法。腹膜透析对于她来说就是第二次生命，从不敢马虎。不论腹膜透析要做多少年，都要认认真真，有一个细节没做好都可能导致腹膜透析失败，而这么多年要始终坚持规范的操作是多么的不容易。我要坚持，也要有信心，这是对我毅力的考验。

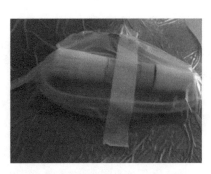

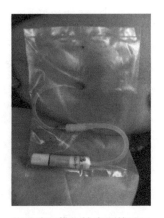

使用洗澡贴膜保护腹透管图示   使用造口袋保护腹透管图示

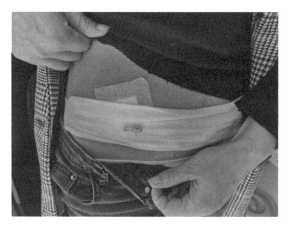

正确使用腹透腰带的图示

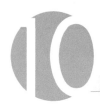

出院回家才是实践的开始

在医院学习腹膜透析操作的时候，医生和护士都称赞我的学习效率高。居家透析才是真正改变我既往生活作息的开始。在磨合期间，我和家人经历了一段时间的手忙脚乱：准备要开始做透析了，却发现腹透液没有加热；透析操作进行到一半，有亲戚来家里探望我，我有点仓皇失措；洗澡到一半，发现保护腹透管的造口袋进水了；护理出口的时候，因为自己不方便操作，还要麻烦母亲帮忙护理伤口，内心又自责起来。这些状况都是在医院学习和治疗期间未曾经历的，幸好有医院透析卫士做后盾，遇到问题可以随时拨打 24 小时的热线电话咨询，指导我紧急状况下的处理方法。不仅如此，他们还鼓励我居家透析期间有任何的疑问都要积极"报告"，不紧急的疑问可以记录下来，在定期门诊复诊的时候集中询问，紧急的状况就电话咨询或者到医院进行急诊处理。经历了几次手足无措之后，我总结了在医院与居家透析的区别：在医院时，生活事件相对单一，开始透析前护士会带着加热好的腹透液来我的病床边，透析结束后护士会帮忙处理和记录。三餐都是食堂的师傅送到床边，而亲戚、朋友知道我生病了，都会先电话联系，关心我的状况，得到允许才会来探视。然而，回家后，生活回归到常规，事件相对增多，虽然每次进行透析的时间在 30 分钟左右，但是前前后后的准备工作还是比较繁琐的。于是我在透析卫士的专业指导下，重新安排我的每日作息及生活和透析事宜。一段时间下来，我适应了新的节奏，慢慢地将透析安排得妥妥当当了。

正所谓"纸上得来终觉浅，绝知此事要躬行"。思想上接受是一个层次，真正付诸行动后，还是会遇到一些磕磕绊绊。面对遇到的一些小问题，自己无法解决时及时寻求帮助，可以避免彷徨失措的情形。

　　这一路走来有家人的陪伴，有医护人员的嘱托和肾友们的鼓励。尽管透析路途时有艰辛，但我已不像最初那样无助。

腹膜透析过程中要"吃好"

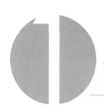

热量是保障身体活动的基础

从生病开始，医生和护士都关照我说，肾脏有问题后要尤其关注营养的问题，也就是说，平时吃的食物种类和量的把控很重要。于是我发挥我的两大优点：会检索和勤发问，一边上网查资料，一边请教身边的各种专业人士。除此之外，每次就诊的时候，医生和护士也会抽时间专门讲解这方面的问题。经过一段时间的学习积累，我也算是有了基本的认知。比如说这个热量吧，对腹膜透析就很重要。热量是所有生命活动的基础。一辆燃油车或者电动车，只有在有油或者电的情况下才能行驶。同样的道理，如果把我们的身体比作燃油车或者电动车，那么热量就好比是汽油或者电，有了热量才能进行各种活动。不过，与燃油车或者电动车不同的是，我们哪怕是在睡觉休息时，身体也在不断消耗着热量。矛盾的是，腹膜透析期间需要适当控制饮食以减轻身体负担，因此吃得对、吃得好就显得十分重要。

热量大致有四种作用：身体产热、支持体力活动、身体基础代谢和其他（生长发育及泌乳等）。能够为人体提供热量的营养素称为产能营养素，通常包括碳水化合物、脂肪和蛋白质。其中的碳水化合物，简单理解就是老百姓认知中的"糖"。这里的糖既包括了狭义上的糖，即最常见的白砂糖（蔗糖）、奶类制品中的乳糖和水果中的果糖等，也包括了广义上的糖，即淀粉和膳食纤维。我们日常吃的各种米面食品，如大米、面条和馒头等，都含有很多淀粉。碳水化合物提供热量的特点是经济和高效，这也是我们到今天依旧以大米和面食作为主食的原因。一般来说，人体每天所需的热量中，约有 2/3 是由碳水化合物提供的，剩下的多数就交给脂肪来提供了。脂肪在我们体内扮演着热量储备库的角色。可以这么简单理解：

碳水化合物冲在第一线，脂肪负责提供后续支援。蛋白质虽然是产能营养素，但是它在身体里肩负着其他更重要的任务，所以依靠蛋白质来供能性价比很低，通常是处于极端恶劣条件下的无奈之举。热量摄入不足对腹膜透析肾友危害巨大，长时间缺热量可能会导致我们的身体被迫消耗蛋白质供能，蛋白质不够又加重热量缺乏，最终形成恶性循环。所以我们划个重点，腹膜透析阶段要保证热量和蛋白质都足够，这样才能减少感染和其他并发症的发生。

肾友们腹膜透析期间，每天每千克体重需要 25～35 kcal（1 kcal ≈ 4.18 kJ）热量，如果体重是 60 kg，那换算下来每天需要 1 500～2 100 kcal，由于腹透液里面还会有少量热量被人体吸收，所以可以再减少一点。单纯说这些数据可能没有概念，举几个例子：1 碗 100 g 的米饭含有 350 kcal 左右的热量，1 杯 200 mL 左右的豆浆含有 32 kcal 左右的热量，1 个 100 g 的鸡蛋含有 144 kcal 的热量。所以，每天早饭 1 杯豆浆、1 个鸡蛋，午饭和晚饭共 2 碗米饭，就已经摄入大约 876 kcal 的热量了。

蛋白质摄入有讲究

没有透析前，医生让我每天要控制蛋白质的摄入量，那现在我开始腹膜透析了，是不是还要低蛋白饮食呢？带着疑惑，我上网查阅了相关的资料，资料中显示，蛋白质是组织生长、维持人体各个器官正常运作的重要营养素之一，对人体肌肉量的保持非常重要。蛋白质分解会产生尿素、肌酐等含氮物质，这些降解产物大多数会被肾脏清除，并从尿液中排出。但是当肾功能下降时，这些降解产物会积聚到血液中，逐渐损害器官功能。因此，肾友们在肾单位减少的情况下，应该适当减少蛋白质摄入量，既可减少尿毒症毒素（降解产物），还可以改善肾脏血流动力学。但是，当肾友们接受腹膜透析治疗时，蛋白质的摄入量就不用像透析前限制得那么严格了。因为经腹透液会丢失蛋白质、电解质等营养物质，这些营养物质如果长期摄入不足，容易出现营养不良的问题。因此，科学合理的饮食是腹膜透析治疗中非常重要的一个环节。

为了进一步确证是否真如网上所说，开始腹膜透析后可以不用低蛋白饮食，我又特地去了医院营养门诊咨询。医生给了我详细的饮食指导，我整理了一下，在这里分享给各位肾友。

腹膜透析期间，肾友平均每天会额外丢失 5～15 g 的蛋白质。因此，为了维持人体正常代谢及营养状况，必须保证足够的蛋白质摄入，每日蛋白质的摄入量建议为 1.0～1.2 g/kg。蛋白质除了"量"要足够外，"质"也很重要。建议肾友们 60% 的蛋白质来源选择高生物价的优质蛋白食物，如牛奶、鸡蛋白、家禽类肉、鱼虾、猪瘦肉、大豆类等富含必需氨基酸的食物。

对于蛋白质量的计算也是有诀窍的。1 g 蛋白质就是 1 g 肉吗？相信很多人会和我刚开始一样有不成熟的认识，这里分享给大家一个肾病食物交换份的方法，方便大家在日常生活中合理地选择食物种类和量。

肾病食物交换份——1、4、7蛋白质交换份

	油脂类 (10 g，90 kcal)	瓜类蔬菜/水果类 (200 g，50~90 kcal)	淀粉类 (50 g，180 kcal)
0~1g			
4g	坚果类 (20 g，90 kcal)	谷/薯类 (50 g/200 g，180 kcal)	绿叶蔬菜 (250 g，50 kcal)
7g	肉蛋类 (50 g，90 kcal)	豆类 (35 g，90 kcal)	低脂奶类 (240 g，90 kcal)

肾病食物交换份

从食物交换份我们可以直观地看出，蛋白质的含量因食物的种类不同而差异较大，因此我们日常选择食物一定要讲究科学性。

一般情况下，每日150~300 g主食、1个鸡蛋、200 mL牛奶、120~200 g动物性食物（如牛肉、羊肉、猪肉、鱼肉、禽肉）、50 g豆制品、500 g蔬菜、200~300 g水果可以满足大多数腹膜透析肾友的营养需求。如果要想吃得更加丰富的话，可以使用食物交换份进行转换，得到多样化的食谱。

大家可能会说，平平常常吃顿饭，还要用秤进行称量，那也太麻烦了吧！其实，对于经常到菜市场买菜做饭的人来说，对量的精准把控并不会太难。比如，我的妈妈是我们家的"主厨"，她就有分量对比技巧，50 g肉就差不多是她2根手指并拢的大小，2个手能够抓住的绿叶蔬菜量差不多100克。除此以外，可以借助家中常用的标准碗来衡量米饭、水果等食物的多少。

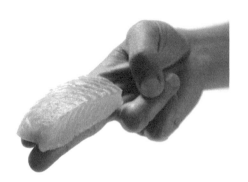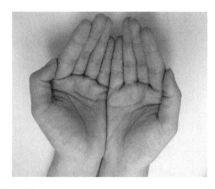

用手衡量食物重量

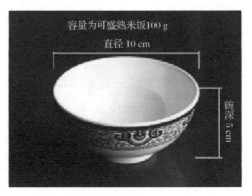

容量为可盛熟米饭100 g

直径 10 cm

碗深 5 cm

标准碗

二、腹膜透析过程中要『吃好』

控盐、控水讲平衡

我周遭有经验的肾友都知道，腹膜透析期间要少吃盐。实际上医生告诉我，控盐和控水都是腹膜透析期间需要注意的事情。不过在详细说明如何控盐和控水之前，需要先了解一下"干体重"这个概念。所谓干体重，就是身体里面没有多余水分时的体重。说起来虽然简单，但是实际确定干体重比较复杂，通常需要通过系统的临床检查来确定。当然，现在有条件的医疗机构使用人体成分分析仪，能方便快速地辅助确定干体重。那么干体重对于控盐和控水有什么意义呢？干体重被用来评估腹膜透析期间身体里的水和盐分摄入是否合适，透析期间每天的体重增加要尽量控制在干体重的3%以下，或者每天的体重变化不超过1 kg。体重增加太快，会使人血压升高并感觉明显不舒服，比如出现心慌、心悸和呼吸急促等。

腹膜透析期间出现体重异常增加，常见原因就是体内水和盐分失衡，以及饮食不合理。我身边有个肾友就是这种情况，幸好干预得早，没有出现严重的问题。透析卫士经常会提醒大家合理控盐限水，否则容易发生水肿，严重的出现心、肺水肿，后果不堪设想。饮食不合理比较容易应对，可以在专业的营养医师指导下加以纠正，比如前面提到的合理控制热量摄入，争取多吃优质蛋白，减少饱和脂肪摄入等，这里主要讲一下水盐平衡。

腹膜透析期间水盐失衡可能造成体重异常增加，严重的甚至可能造成高血压和心力衰竭。造成水盐失衡的原因，首先是前面说的饮食不合理，比如口味比较重又管不住嘴，每天吃得太咸。《中国居民膳食指南》（2022版）建议居民每日盐分摄入< 5 g，对于有高血压或有水肿的肾友而言，还要在此基础上减少盐的摄入至每日3 g或以下。日常生活中，我们尤其要注意隐匿的盐，如酱油和蚝油等都属于高钠食品，含有大量的盐分，约

5 mL 酱油就含有 1 g 盐，因此建议腹膜透析肾友要养成查看食物营养标签的习惯，自觉控制每天的盐摄入量。另外，饮水量也有需要留意的地方。计算每天饮水量时要包括所有食物中的水分，常用的每日饮水量参考值是前一天的尿量加上超滤量再加上 500 mL。造成水盐失衡的第二个原因是腹透液的配方和浓度不适当，这个就需要依靠医护人员根据实际情况进行动态调整了。简单总结起来就是三控原则：控盐（钠）、控水和控体重。如果盐和水控制得好，那么体重也会比较稳定，发生水肿的可能性就比较小。

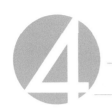

钾的摄入要注意

最近工作压力比较大，胃口不好，也经常感觉提不起精神，没力气，今天终于有空来医院腹膜透析中心复诊了。和医生说了最近的不适，医生让我抽血化验，结果出来后，医生告知我血钾偏低，嘱咐我多吃点蔬菜和水果，症状加重的话要及时来复查。我问医生为什么我会这样？

医生告诉我说，电解质紊乱是腹膜透析肾友的常见并发症，要注意电解质的平衡。如果长时间胃口差，可能是发生了低钾血症，主要表现为乏力、肌无力、腹胀及心律失常等。腹膜透析期间容易发生低钾血症的常见原因包括：①钾的摄入过少。肾友们往往开始透析前已经形成低钾饮食习惯，再加上日常缺乏活动、焦虑、大量腹透液进入腹腔产生饱胀感等因素影响食欲，导致钾的摄入不足。②钾的排出增多。腹透液是不含钾的透析液，每次透析都会有一部分钾随腹透液被排出体外。③消化道丢失。一些肾友会因为透析不充分而出现恶心、呕吐等消化道症状，导致钾的丢失。④腹膜透析肾友肠道分泌增强，导致钾离子随粪便排泄而丢失。⑤利尿剂的应用。少数腹膜透析肾友院外间断应用利尿剂，也会增加钾离子的丢失。⑥其他原因，如糖尿病肾友使用胰岛素降糖、代谢性酸中毒时使用碳酸氢钠纠酸，均会因钾向细胞内转移而导致低血钾发生。

我又进一步追问了医生，平时该怎么避免低钾血症呢？得了低钾血症该怎么处理？医生非常耐心，给我做了详细的解答。

钾的摄入应根据血钾水平而定。因腹透液中不含钾，且每次腹透液交换都有钾排出体外，所以日常饮食一般不需要限制钾。当出现低钾血症时，可以通过膳食及补充剂进行补钾。如果仅是血钾轻度下降，肾友们可以通过增加膳食中钾的摄入来补钾，可以多进食相对含钾高、含磷少的水果、蔬菜，如菠菜、香蕉、橘子、马铃薯、番茄、扁豆、萝卜等，保证每日摄入 500 g 蔬菜、200～300 g 水果。若是出现了中、重度的低钾血症，膳食补充难以纠正，需要进行药物补钾，医生会根据肾友的情况选择合理的补钾剂量及方式。

所以，在这里温馨地提醒各位肾友们，在腹膜透析期间要做好血钾监测，定期（1～3 个月）门诊随访，及时发现，及时处理。

钙、磷含量要适度

医生教会我控盐和调钾，我本着好奇好学的精神，跟医生又学了钙和磷的相关知识。正常情况下，人体内的钙和磷平衡是依靠肾、甲状旁腺、骨骼和肠道吸收共同调节的。在腹膜透析肾友当中，常见一种叫作高血磷或者高磷血症的症状，这是由于肾脏无法正常工作后，多余的磷无法正常排出，又因为肾功能异常，体内会出现钙缺乏，最终出现高磷低钙，长期的钙磷失衡会严重损害腹膜透析肾友的健康，出现包括甲状旁腺功能亢进、心血管病变、皮肤瘙痒、骨痛骨折和软组织钙化等问题。

血磷高了，主要是两种应对方式：减少摄入和增加排出。关于减少摄入，就是限制每天吃进去的磷，要控制在 800～1 000 mg 之间。但是，这里有个问题，多数蛋白质都或多或少含有磷，要保证蛋白质满足人体需求但是又要限制磷，这就需要留心挑选蛋白质含量高但磷含量低的食物了。日常比较常见的低磷高蛋白食物整理如表 1 所列，供各位肾友参考。

表 1　腹膜透析期间低磷高蛋白食物推荐

类别	常见食物
五谷、根茎类	白米饭、粥、面、馒头、吐司面包、南瓜、玉米、马铃薯
蔬菜类	深绿色蔬菜、丝瓜、冬瓜、黄瓜、苦瓜、南瓜、番茄、白萝卜、茄子
蛋、鱼、肉类	蛋白、海参、猪血、鳕鱼
豆类和其他	豆浆、豆腐、豌豆、冬粉

　　另外就是如何增加磷排出，最常见的办法是使用磷结合剂，包括含铝磷结合剂、含钙磷结合剂及不含钙和铝的磷结合剂，具体选择哪种药物，需要由专业的医生根据每个肾友的情况进行选择。概括的原则是，透析的肾友如果血钙在正常范围或者偏低，那么就可以用含钙磷结合剂；如果血钙偏高，那么就用不含钙和铝的磷结合剂。临床上的含钙磷结合剂主要有碳酸钙和醋酸钙，为防止可能出现的高钙血症，通常会把每天包括含钙磷结合剂在内的总摄入钙控制在 2 000 mg 以内，其中含钙磷结合剂的钙控制在 1 500 mg 以内。临床上常用的不含钙和铝的磷结合剂主要有司维拉姆和碳酸镧，两者都对血钙和甲状旁腺素无影响，并且还可能减轻或延缓血管钙化。需要注意的是，磷结合剂应该随餐嚼碎服用才能达到良好效果，剂量也要根据每餐含磷量有所增减。当然，定期检查化验血磷、血钙的水平能更直观地了解体内钙和磷的水平是否达标，也方便医生更加有针对性地进行药物调整。

维生素和微量元素不能忽视

　　最近，我的一位肾友小伙伴推荐我补充维生素，可是我平时饮食挺注意合理搭配的，还需要额外补充维生素吗？该补充哪种维生素呢？于是，我带着疑惑又去咨询了医生。

　　医生告诉我，腹膜透析期间确实会丢失大量水溶性维生素和微量元素等营养物质。每天流失最多的维生素是维生素 C 和叶酸（维生素 B_9），其次为维生素 B_2 和维生素 B_6。因此，肾友们可以在医生/营养医师的指导下服用维生素 C、叶酸、复合维生素 B 等补充剂来纠正维生素缺乏。相反，一些脂溶性维生素（维生素 A、维生素 E、维生素 K）几乎不会丢失，由于其潜在毒性，不建议常规补充维生素 A 或维生素 E。如需补充，需要在医生/营养医师的指导下进行，要注意避免过量，并定期进行监测。另外，维生素 D 以与蛋白质结合的形式存在，因此肾友们容易出现维生素 D 的缺乏，可以通过补充维生素 D_3、维生素 D_2 来预防骨质疏松，改善肌无力及肌痛。微量元素中，血液硒含量可能会降低，但其他元素如锌、铜等不会有很大改变，因此不建议常规补充，建议肾友们定期监测微量元素，切不可盲目补充。

一日三餐合理搭配

这么多的营养知识，为了避免出现遗漏，我就用归纳法整理了一下每个关键点和误区，与大家分享下如何合理搭配三餐。腹膜透析期间合理搭配三餐有三个目的：维持理想的体重；保证身体有充足的营养；最大可能地降低并发症风险，提高生活品质并延长寿命。要确保达到这三个目的，就要尽可能满足前面我提到过的几项原则，包括足量的优质蛋白、合理的热量、限制钠和磷的摄入并时刻关注血钾和血钙。接下来具体讲讲三餐食物如何选择。

首先是主食。主食方面没有特别需要留意的地方，基本上能够满足热量摄入要求的普通米面和粗粮都可以。对于有便秘、口角炎和血糖异常的肾友，粗粮是很不错的选择，因为粗粮富含膳食纤维和 B 族维生素，但是粗粮中含有较多钾和磷，建议每天食用量少于 25 g，可以和其他主食掺着吃。常见主食的主要营养成分见表 2 所列。

表 2　常见主食的主要营养成分

食物	热量 /kcal	蛋白质 /g	水分 /g	钾 /mg	磷 /mg
米饭（蒸）	116	2.6	70.9	30	23.8
花卷	214	6.4	45.7	83	72
馒头	223	7	29.2	138	110
玉米（鲜）	112	4	71.3	238	117
小米	361	9	11.6	284	229
薏米（薏苡仁）	361	12.8	11.2	238	217
荞麦面	376	12.2	11	319	35

注：表中各营养成分含量为 100 g 食物中的含量。

然后就是优质蛋白。每天的腹膜透析都会丢失 5～15 g 的蛋白质，但是过量补充蛋白质又可能引起高磷和高尿酸等并发症，所以这时候挑选适量的优质蛋白就很重要。通常建议每天优质蛋白占比至少达到蛋白质总量的一半（以 60%～70% 为宜）。什么是优质蛋白呢？蛋白（蛋清）、牛奶、深海鱼肉、家禽类和大豆等都属于优质蛋白。如果经过抽血检验发现血清白蛋白小于 38 g/L 或极度消瘦，应该在医护人员的指导下额外补充足量蛋白质。

接下来就是蔬菜和水果的选择了。建议每天要吃 300～500 g 的蔬菜，其中绿叶蔬菜占一半以上，以及 300 g 左右的水果，争取做到餐餐有蔬菜，天天有水果。不过，有一些腹膜透析肾友存在血钾升高的情况，这时候三餐中就要留意避开高钾的蔬菜，如毛豆、菠菜、芥菜和竹笋等，还要避开高钾的水果，如石榴、山楂和无花果等。常见的低钾蔬菜有黄瓜、秋葵、大白菜和绿豆芽，常见的低钾水果有苹果、梨、桃和橙子等。除了注意钾的摄入，还要注意补充足量的维生素。通常只要注意荤素均衡搭配并定期检查，根据专业医护人员的建议进行调整就行了。

前面我分享了使用肾病食物交换份来调换部分食物种类以获得更丰富的配餐的方法，其实借助它用简单的几步就可以快速制订出合适的慢性肾脏病饮食计划，感兴趣的你可以拿起笔，和我一起制订一下适合自己的食谱。步骤如下：

第一步，计算自己的标准体重。标准体重（kg）= 身高（cm）－105。比如我，身高 170 cm，计算我的标准体重就是 65 kg。而我实际体重是 80 kg，高于标准体重 23%，属于肥胖。

第二步，计算每日所需总热量及份数。轻体力劳动者每日每千克体重热量摄入标准为 30～35 kcal，而我属于肥胖，要适当减少热量的摄入，取低限 30 kcal 为宜。因此，我每日所需总热量为：65×30=1 950 kcal。

第三步，计算每日蛋白质摄入量。目前我已经开始透析，因此蛋白质摄入标准为每日每千克体重 1.0 g，即每日应摄入蛋白质的量为 65×1.0 = 65 g。

第四步，分配食物交换份。65 g 蛋白质中，优质蛋白要占 60%，约为 39 g，即 6 份肉、蛋、奶或豆制品，其余 23 g 蛋白质可以分配到主食、瓜果蔬菜及坚果或油脂中。

第五步，制订饮食计划。可以通过更换优质蛋白食物的种类，瓜菜、叶菜、水果等的种类安排每日的食谱。

按照这样的方法计算，并更换不同食物的种类，可以做到餐餐不重样，天天不重复的饮食结构，让肾友们的一日三餐丰盛可口。

二、腹膜透析过程中要「吃好」

三

腹膜透析过程中的"药物陪伴"

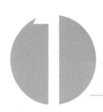

科学用药，警惕药物的肾毒性

药物是把"双刃剑"，有利也有弊。肾脏是人体新陈代谢和排泄的重要器官，正是因为这样，很多的药物都要在肾脏进行代谢和排泄，所以肾脏很容易受到药物的损伤，尤其是像我这样肾脏功能已经有损伤的人，选择和使用药物时尤其要注意。

肾脏受药物损伤的成因很多。首先，肾脏的功能使某些药物在肾脏聚集的浓度远远高于血液中的药物浓度，从而发生全身不良反应的概率增加；其次，药物在肾脏组织中蓄积、沉淀，导致肾脏组织本身的损伤。从生理学角度来说，一方面，肾脏血流丰富，其血流量约占心脏每次泵出血液总量的 25%，这使得药物容易到达肾脏；另一方面，肾脏本身的毛细血管球结构，使药物与肾脏组织有大面积的接触。这些都增加了肾脏对药物性损害的敏感性。

对于肾脏病的肾友，在选择药物的时候，不但要追求药物的疗效，更要重视药物的毒副作用，避免药物对肾脏的毒性。合理的治疗可以起到保护肾脏的作用，不合理的治疗则可致肾脏损伤。

目前市面上药物的种类五花八门，我们要听从医生的嘱咐，准确地服用各类药物，并及时观察用药的疗效及不良反应，不能因为觉得疾病治愈无望而放弃用药，也不能因为心急或者担心药物疗效不够显著而过度用药，过度用药往往会增加潜在的风险。有次住院，睡我隔壁床的老大爷，每次护士给他发完药，他都会假装服药，然后悄悄地把药吐掉。后来跟他聊天才知道，他说他都知道了，这个病吃药也没什么用，最后还是要透析，还不如不吃。床位医生知道了这件事后，语重心长地跟老大爷说道："大爷，透析虽然可以代替肾脏的大部分功能，排出水分，调整酸碱和电解质的平衡，但是有一些问题光靠透析是解决不了的。比如说，肾脏衰竭导致的促红细胞生成素减少，那就需要靠药物来补充。像您体内较高的磷，就需要靠服用磷结合剂来与您体内的磷结合，并促使磷从肠道内排出。还有您的高血压、高血糖，都需要靠药物来维持血压、血糖在正常范围内，这样能有效缓解并发症的发生，加强透析效率，延长寿命。""哦，原来是这样啊，那我以后可要听医生的话，按时吃药！"大爷说道。

有些西药有明确的肾毒性，可以导致肾脏的直接损伤，如庆大霉素、万古霉素等氨基糖苷类抗生素，布洛芬等非甾体抗炎药，以及有些检查会用到的造影剂等。有些情况是因为药物过敏出现免疫反应，导致或加重肾脏的损伤。同时，肾友多为高敏人群，发生过敏反应的可能性比正常人高，出现肾损伤的风险也会增加。因此，肾友要尽量避免选用有肾毒性的药物是非常重要的。特别是合并其他疾病，在其他科就医过程中，我们一定要详细地向医生提供既往的肾病病史、相关用药情况及药物过敏情况等信息，以便医生为我们选择更合适的药物和检查方式。

另外，医生告诉我，多数药物是通过肾脏排泄的，如果肾功能不好，药物的排泄就会受到影响，这个时候用药就容易出现药物蓄积，血液中药物浓度比较高，容易出现药物毒性，需要经常监测血液中的药物浓度，以防药物过量导致中毒。因此，肾友用药时，医生也会根据肾功能的情况调整药物的剂量。这也是提醒肾友，有症状或有问题时，不要自己增减药物，要在专业医生的指导下用药。

除了服用药物，有些肾友曾有过去小诊所在手臂上外敷药物的经历，结果不但病情没有好转，手臂上也留下了大大的伤疤。还有一些肾友，吃了各种中药后非但病情没有缓解，反而还加快了病情进展，严重的还进了急诊室急救。医生跟我说，有的中药自身有毒副作用，如关木通、寻骨风等马兜铃科的中药；有的药物若剂量过大、药味过多、服用时间过长，可能加重水肿。所以，肾友使用中药时要到正规医院就诊，不要迷信"偏方"，要避免使用有肾毒性的药物，加大药物剂量时要非常谨慎，同时更要注重药材的质量。

三、腹膜透析过程中的「药物陪伴」

开始腹膜透析后的常用药物

随着肾脏功能的减退和丧失，身体的平衡被打破，随之会出现各种状况，如高血压、贫血、高磷、低钙等，这些状况都不能靠腹膜透析来解决，因此需要额外的药物治疗。我总结了自己和身边的肾友用到的一些药物，以供大家借鉴。当然，最终是否需要用药，怎么用药，还是要听专科医生的建议，依据个人的情况进行精准治疗。

（1）降压药

几年前，我慢慢出现了头晕、头痛，伏案工作久了还会出现眼前发黑或者眼花等阵发性的眩晕，并且会有四肢麻木的感觉。打了一场球下来，还会有胸闷不适，要休息很久才能缓过来。渐渐地，我还出现了注意力不集中、记忆力减退等症状。直到后来眼睛充血了，去医院一查，血压已经190/110 mmHg（1 mmHg ≈ 0.133 kPa）了，医生说必须按时按量服药才能控制住血压。吃了一段时间降压药，血压慢慢控制住了，我就不把降压药当回事了。单位领导临时给我安排了紧急出差，我没带上足够的降压药就匆匆出发了，结果停药几天后血压变得特别高，我被同事送到了急诊室。医生看着我200/120 mmHg的血压跟我说，血压再不控制，极易出现脑出血，严重时会危及生命。从此，我一顿药也不敢停，定好闹钟，按时按量服药。

肾内科医生告诉我一些服用降压药的原则：小剂量、长效药、联合用药、个体差异化、考虑特殊情况等。这说明每个人的高血压都要有针对性地对待，不可盲目借鉴别人的治疗经验。

首先，要从小剂量开始，缓慢降低血压值到目标范围。初始治疗时通常采用较小有效剂量，根据需要逐步增加剂量。肾友张阿姨确诊高血压时配了一些降压药，张阿姨心想：这高血压对我危害这么大，一定要快点把血压降下来，多吃药肯定能快速降压吧。结果张阿姨就因为血压降得太快，一下子不适应，晕倒了。透析卫士告诉张阿姨，血压并不是越低越好的，降压也不是越快越好的，人体适应了比较高的血压水平，突然一下降得太低，会引起心脑血管的供血不足，诱发心血管、脑血管疾病，因此要根据医嘱持续、缓慢地使血压降低，最终将血压稳定在较理想的范围。

其次，优先选择长效制剂，即每天给药一次就可持续 24 小时降压作用的药物。长效制剂可以有效控制夜间血压与晨峰血压，更有效预防心脑血管并发症。很多年轻肾友在病情稳定、身体允许的情况下依旧坚守在工作岗位上，这些人更适合选择长效制剂，避免工作繁忙导致的用药时间不规律甚至延误用药，引起血压波动较大，造成不良影响。

再次，可实行联合用药，使用两种或两种以上的降压药。通过联合用药可以增加疗效，同时还可以减少或消除不良反应。尤其是 2 级以上的高血压肾友常需要联合用药来调节和控制血压。

最后，服药需个体差异化。医生会根据肾友个体身体素质、个人意愿、家庭、经济等因素综合考虑使用药物。例如，同样状况下某些国产药物的价格相对有优势，为减轻家庭经济负担，可以考虑选择使用国产药物。

另外，对老年人来说，高血压降压治疗应强调收缩压达标，避免过度降低血压，以防过度快速降压导致急性脑灌注不足，引发头晕、头疼、黑蒙、晕倒等急症。

肾友小徐长期工作压力大，强度高，晚上也休息不好，常吃高油、高盐的外卖食物，还经常有饭局需要饮酒，血压经常升高到 200/120 mmHg。他一日三餐不定时，更是经常因为忘记或者没时间就不吃药了，血压便忽高忽低。前几日，他因为头痛和眼底出血住院进行降压治疗，经过住院期间的充分休息和及时用药，小徐的血压逐渐控制在理想范围内了。因此，在使用降压药的同时，也要注意饮食调节，生活环境舒适度的调整，以更好地控制血压。

（2）抗贫血药物

腹膜透析做了1年之后，我发现我总是有点头晕，没有力气。复诊的时候我把这些情况告诉了腹膜透析中心的冯医生，冯医生说看我面色有些苍白，可能发生了贫血，需要查血常规。血常规显示血红蛋白（Hb）110 g/L，冯医生说需要加用一些抗贫血的药物。我有点焦虑，血压刚正常一点，怎么又出现新状况了呢？透析卫士看出了我的焦虑，安慰我说："贫血是透析肾友中最常见的并发症，几乎每个透析肾友都在一段时间内发生过这样的情况，不用过分焦虑，但是也不能不重视它。贫血如果不及时积极地去治疗，短期内容易有头晕、乏力等感受，身体长时间缺血缺氧会显著增加心脑血管事件的发生率及死亡风险，严重影响肾友们的生活质量和生存状况，所以需要定期复查血常规，发现贫血时及时治疗。"

贫血问题既然出现了，我就要向医生和护士请教清楚。透析卫士很专业地给我进行了讲解："首先明确贫血是否存在。在海平面地区，年龄大于15岁的非妊娠女性血红蛋白低于120 g/L、妊娠女性血红蛋白低于110 g/L、男性血红蛋白低于130 g/L可诊断为贫血。年龄、种族、居住地的海拔高度对血红蛋白都有影响。"原来，血红蛋白用于诊断贫血需要考虑这么多的因素啊。

透析肾友合并贫血的病因多样，包括肾功能下降引起内源性红细胞生成素缺乏、胃肠道吸收功能减弱导致铁缺乏、微炎症状态、尿毒症毒素、继发性甲状旁腺功能亢进、透析不充分合并其他疾病引起的贫血。医生正确诊断贫血的病因，依赖于规范评估与监测。合理使用抗贫血药物治疗，也是贫血治疗的重要内容。因此，肾友在透析期间需要积极配合医生，定期到门诊复查各项指标，发现问题后及时遵医嘱使用相应的药物。

当前血红蛋白监测正常的肾友，至少每3个月进行1次血常规和贫血检测，而已经出现贫血的肾友，遵医嘱使用相应的药物后，至少每个月检测1次，直至血红蛋白正常后再根据医生的指导意见延长检查间隔时间。比如，这次检查发现我有贫血后，冯医生根据我的状况给我加用了促红细胞生成素，开始时每周使用1次，并叮嘱我下个月要抽血检查血红蛋白的变化情况。

在腹膜透析门诊随访的过程中，我还遇到了一件有意思的事情。孔老伯的老伴来帮他开药，透析卫士通过电脑查看到孔老伯上一次的化验指标中出现了血红蛋白偏低的状况，便叮嘱他老伴要尽早带孔老伯来抽血复查。孔老伯的老伴说："上次抽血检查回家后，老孔就说抽了 3 管的血已经让他乏力加剧了，这个月先不抽了。本来就贫血，每个月还要再抽血去化验，这不是加重我们家老孔的贫血吗？"透析卫士耐心地解释道："阿姨，每次检查抽取的血液标本的量不会引起贫血的加重。我们人体的血容量占体重的 7% 左右，就算体重 55 kg 比较消瘦的人也有将近 4 000 mL 的血液。一个健康人有 80% 的血量在心脏和血管中循环，其余 20% 的血量储存在肝脏和脾脏中，在身体大量失血的情况下（失血量超过 10%），储存在肝脾中的血液会迅速释放，维持正常的循环血容量。并且有研究显示，即使是献血 400 mL 的献血者，献血后体内的组织间液向血管内的水分转移量就达到了 200 mL 左右，可以达到献血量的一半，基本不会出现临床反应。所以，当失血量比较少的时候（失血量小于 10%），组织间液中的水分向血管内转移，就能迅速补充循环血容量。一个采血管抽血量只有 2～3 mL，就算检测项目比较多，抽了六七管血也不过 20 mL，还不到正常人全部血容量的 1%，几乎不会有任何的不适。很多肾友说抽血化验后不舒适，大多是心理作用或者是抽血时的疼痛增加了心理负担。促红细胞生成素使用后，如果是对其较敏感的人，血红蛋白上升过快，会导致血红蛋白超过目标值，造成高血压、血栓形成的危险。如果对药物的敏感性较低，则要考虑调整用药种类、剂量和频次，以防贫血对身体造成的危害。"听了透析卫士的解释，孔老伯的老伴连连点头："懂了懂了，我回家就和老孔说说这些道理，让他早点来医院化验，你们都是为了他身体好。"

我也又增长知识了，下次再遇到有像孔老伯夫妇这样认知的肾友，我要将透析卫士的这些知识点告诉他们，纠正他们对抽血化验认识的偏颇。

常用的抗贫血药物有重组人促红细胞生成素、叶酸、铁剂、低氧诱导因子脯氨酰羟化酶抑制剂等。

促红细胞生成素由肾脏分泌，肾功能受损直接导致促红细胞生成素的减少，从而导致肾性贫血的发生。重组人促红细胞生成素是大部分肾友都使用的，可弥补促红细胞生成素合成的不足。少数肾友在用药初期会出现头疼、低热、乏力等，个别肾友可出现肌痛、关节痛等。绝大多数不良反应经对症处理后可以好转，不影响继续用药，极个别病例上述症状持续存在，应考虑停药。极少数肾友用药后可能出现皮疹或荨麻疹等过敏反应，严重时会出现过敏性休克。还有些肾友会出现血压升高、原有的高血压恶化，或者因高血压脑病而有头痛、意识障碍、痉挛发生，甚至可发生脑出血。因此，在使用该药物治疗期间，应注意并定期观察血压变化，必要时应减量或停药，并调整降压药的剂量。

随着红细胞比容增高，血液黏度可明显增高，因此应注意经常监测血常规，防止血象升高过快，导致血栓形成。另外，偶有极少数肾友会有恶心、呕吐、食欲不振、腹泻等情况发生，也属于正常的反应，无须过度紧张。

叶酸作为参与造血的原料，机体缺乏时有可能要服用叶酸来补充。使用了一段时间的重组人促红细胞生成素后，我的血红蛋白仍不见明显增长，经检查才发现，原来我体内的叶酸含量也偏低。医生告诉我："俗话说得好，巧妇难为无米之炊。人体好比一个工厂，重组人促红细胞生成素就是工厂里的工人，那叶酸就是生产的原料。因此，即使有了足够的重组人促红细胞生成素，没有足够的造血原料，依旧会出现贫血。叶酸是一种水溶性维生素，在蛋白质合成及细胞分裂与生长过程中具有重要作用，对正常红细胞的形成有促进作用。叶酸缺乏可致红细胞中血红蛋白生成减少、细胞成熟受阻，导致巨幼细胞贫血。曾有人因为担心贫血对身体的影响，想着尽量多吃点药是不是就能更快地纠正贫血了，就一次吃好几粒叶酸。好在叶酸不良反应较少，没有造成什么严重的后果。在肾功能正常的人中，叶酸治疗很少发生中毒反应。偶可见过敏反应，严重的一些症状包括皮疹、瘙痒、肿胀、头晕、呼吸困难。如果注意到任何异常，应该马上就医。个别人长期大量服用叶酸可出现厌食、恶心、腹胀等胃肠道症状。大量服用叶酸时，可出现黄色尿。口服叶酸可很快改善巨幼细胞贫血，但不能阻止维生素 B_{12} 缺乏所致的神经损害的进展，且若仍大剂量服用叶酸，可进一步降低血清中维生素 B_{12} 含量，反而使神经损害向不可逆转的方向发展。"

补铁常用口服铁剂，包括硫酸亚铁、乳酸亚铁、葡萄糖酸亚铁、富马酸亚铁、右旋糖酐铁、琥珀酸亚铁、多糖铁复合物。口服铁剂最常见的不良反应是胃肠道刺激，可引起恶心、呕吐、上腹部不适、腹痛和腹泻等，与剂量有关。我刚开始吃的时候也会有明显的胃肠道反应，有时候腹胀，有时候又会拉肚子。复诊的时候跟医生谈到这个问题，医生建议可以缓慢增加服药剂量，慢慢适应。铁剂还可以在餐中与餐同服，以减少铁剂对胃肠道的刺激，但是铁与肠腔中硫化氢的结合减少了硫化氢对肠壁的刺激，可能引起便秘，而且服用铁剂后，大便颜色会发黑。曾有肾友刚开始服用铁剂后出现黑便了，以为消化道出血，跟大家一聊才发现原来是铁剂惹的"祸"。因此，透析卫士又系统地为我讲解了服用铁剂的注意事项：① 铁剂宜饭后服，可减轻胃肠道的刺激，而且可以延长铁在胃肠停留时间，促进吸收；②补铁同时可以补充维生素C或增加富含维生素C的水果，促进铁剂吸收；③服用铁剂期间避免饮用浓茶和牛奶，以免阻碍铁吸收。

低氧诱导因子脯氨酰羟化酶抑制剂是一种治疗肾性贫血的新型小分子口服药，可上调内源性重组人促红细胞生成素产生和受体表达；增加肠道铁转运蛋白和骨髓转铁蛋白受体表达，促进肠道对铁的吸收和骨髓对铁的利用；下调铁调素水平，促进单核 - 巨噬细胞系统内铁释放，改善铁的利用，从而促进红细胞的生成。因为此类药物作用敏感、迅速，在使用药物的初始阶段，医生建议每2周监测1次血红蛋白，直至其达到稳定后，每4周监测1次血红蛋白。同时，监测血清铁蛋白、转铁蛋白饱和度等铁代谢参数。基于目前临床研究结果，此类药物常见的不良反应包括高血压、高钾血症、上呼吸道感染、恶心、乏力、转氨酶异常、头晕、低血压、肌肉痉挛等。

（3）磷结合剂

做了一段时间的透析，我经常会觉得身上瘙痒难耐，用力搔抓也无法缓解，有些地方还起了一点点的小疙瘩，复查后冯医生告诉我，我的血磷有点高了。沟通下来，可能是我平时在家无聊的时候经常会嗑点瓜子，吃点小零食解解闷，久而久之，磷的摄入增加，而排泄减少，磷就超标了。我问冯医生，是不是接下来我不吃磷，磷就能降下来了？冯医生说不是的，日常的饮食基本做不到完全无磷，绝大多数的食物和药物都含有磷，而且我目前的指标较高，必须要靠药物把血磷降下来。目前控制血磷的药物主要是磷结合剂，包括含铝磷结合剂、含钙磷结合剂及不含钙和铝的磷结合剂。含铝磷结合剂由于其对骨骼及神经系统的毒性作用，目前在临床中已较少使用；含钙磷结合剂主要包括碳酸钙、醋酸钙等；不含钙和铝的磷结合剂主要包括司维拉姆、碳酸镧等。含钙磷结合剂虽能有效降低血磷水平，但同时也能升高血钙，加重血管钙化的风险。对于合并高钙血症及血管钙化的肾友不推荐使用含钙磷结合剂。而司维拉姆、碳酸镧等不含钙和铝的磷结合剂价格较高，长期使用会给肾友带来较大的经济负担。因此，应根据实际情况合理选用磷结合剂。

透析卫士告诉我，正确服用降磷药物是非常重要的。她跟我详细讲解了常用磷结合剂的名称、分类、治疗原理、剂量、服用方法、注意事项及不良反应。碳酸钙应与富含蛋白质的食物同时嚼服，避免与活性维生素D同时服用，以减少高钙血症的发生。碳酸镧需要嚼服，但口感较差，肾友沈阿姨就经常抱怨这个药又贵又难吃，每次吃都觉得像在吃石灰，总是还没嚼几下就恶心、想吐，最后药没吃下去，胃口倒是都没了。后来她听透析卫士的建议，将药跟饭菜一起嚼服，能较好地改善口感，也减少了胃肠道的反应。司维拉姆则应完整吞服，在服用前不应压碎、咀嚼或者打成碎片。服药应按时、按量，正确服药。透析卫士给了我一张表，让我更详细地了解了常用的磷结合剂种类、各自的优缺点和使用注意事项，下面我就和大家一起分享学习（表3）。

表3　常用磷结合剂

药名	作用原理	服用方法	缺点及不良反应
碳酸钙	含钙磷结合剂，与食物中的磷酸盐结合形成不溶性的复合物以抑制磷酸盐的吸收	与富含蛋白质的食物同时嚼服	潜在的高钙血症相关风险；消化道不良反应，如便秘
碳酸镧	非铝非钙型金属磷结合剂，金属离子在胃肠道与磷结合，形成不溶性复合物以抑制磷酸盐吸收。不受pH影响，且极少被消化道吸收	餐中或餐后立即嚼服	价格昂贵；咀嚼困难；胃肠道有极微量的吸收
司维拉姆	不含有钙及其他金属，主要成分为多聚盐酸丙烯胺，通过离子交换和氢结合在肠中捕获磷，从而使人体对磷的吸收减少；不容易被肠道吸收，能从粪便中直接排出体外	完整吞服	价格昂贵；胃肠道不适

根据中国专家共识要求，服用磷结合剂期间的监测要求如表 4 所列。

表 4　透析肾友钙、磷、甲状旁腺激素监测频率

项目	中国专家共识要求
钙（Ca）	透析 1 个月内每 2 周 1 次，1 个月后每个月 1 次
磷（P）	透析 1 个月内每 2 周 1 次，1 个月后每个月 1 次
甲状旁腺激素（PTH）	透析 3 个月内至少每个月 1 次，3 个月后每 3 个月 1 次

（4）其他药物

肾友秦大妈有点肥胖，不爱吃蔬菜，更不爱运动，排便经常很困难，加上心脏功能不太好，每次排便都感觉使不上劲。后来秦大妈做了一段时间腹膜透析后就感觉腹透液进出不畅，做了 X 线检查，显示肠子里都是宿便，导致腹透管偏离了理想的位置，经过灌肠排干净宿便才解决问题。经过这次意外，秦大妈知道了便秘的坏处，于是开始运用各种通便方法，杜密克、开塞露、中药、西药，内服的、塞肛的，统统都用上，一下子腹泻得厉害，又因为拉肚子导致虚脱而被送到了医院。医生说，严重的腹泻不但会导致大量电解质丢失，还会引起腹膜炎和腹腔感染呢！因此，使用缓泻剂保持大便通畅的同时，也需要注意药量，特别是两种药物合用时更要注意量，避免药物作用过强，导致腹泻。

最后，居家透析的肾友们一定要注意，如果有感冒、腹泻等不适，请及时就近就医，否则有可能因炎症蔓延造成腹腔感染，影响透析安全。

药物服用方法常用语的正确理解

很多肾友生病后，服用的药物越来越多，在面对各种各样药物的时候感到迷茫，有的一天一次，有的一天几次；有的饭前服用，有的随餐服用，有的则要餐后服用；有的需要嚼服，有的则需要整片吞服。经常听到肾友们抱怨，吃的药比饭还多，怎么能记得住啊！在这里，我和大家分享一些我整理的用药知识。

（1）关于服药的具体时间

清晨服用：指晨起（空腹）立即服用。

饭前服用：指餐前 30 分钟服用（一日三餐）。

餐中服用：指进餐时段内服用，伴随食物一起服用。

饭后服用：指餐后 30 分钟服用。一般对胃肠道有刺激的药物多为餐后服用，因为空腹服用会加重药物对胃肠道的刺激，如布洛芬等。

睡前服用：指睡前 15～30 分钟服用，如安眠药，30 分钟起效后能促使人体快速进入睡眠状态。

其他特殊时段：铁剂的吸收有明显的昼夜节律，因此晚上 7 点服用比早晨 7 点服用利用率高。人体的血钙水平在午夜至清晨最低，因此晚饭后服用钙片可使钙得到充分的吸收和利用。

每日对时：指每 12 小时服用一次。

每日一次：指该药品第一次服药的具体时间如果是早晨 8 点，那么以后的每一天都应在早晨 8 点服药。

隔日一次：间隔一天并在固定时间段服用。

每周两次：每周均匀间隔天数并在固定时间段服用，如周一、周四服用或者周二、周五服用。

每周一次：每周固定一天的某一时间段服用，如每周一早上8点服用。

（2）关于服药的方式

顿服：指将一天的用药量一次服下。

吞服：指将药片整片服用，不能掰开、溶解或者嚼碎服用。

嚼服：指须将药片嚼碎后服用。

（3）关于口服药物送服用水的讲究

温开水送服口服药是最佳选择。有的药物还要求每次送服的温水量：优甲乐150 mL，磺胺类药物300 mL，左氧氟沙星500 mL等。其他液体，如茶类、酒类等，均可能影响药物疗效。

牛奶、茶水等与药同服会影响疗效：某些药物（如氧氟沙星、环丙沙星、四环素等）不可与牛奶或乳制品同服，否则将与牛奶或乳制品中的钙离子结合，影响药物吸收。另外，很多药物都可以和茶水中的鞣质发生作用，产生不溶解的沉淀，使药物不能发挥作用，所以也不宜用茶水送服药物。

酒精会对一些药物产生极大影响，虽然不是所有的药物服用时都需要禁酒，但是下列药物在服用时一定要禁酒。例如，头孢曲松钠、头孢哌酮钠等头孢类抗生素，用于治疗抑郁或戒烟的安非他酮、安定类安眠药，治疗痤疮的维A酸，治疗抑郁的度洛西汀，抗菌药物甲硝唑等。酒精会与这些药物产生双硫仑反应，轻者恶心、呕吐，严重者可发生休克甚至死亡。安眠药与酒精同服易加重嗜睡、昏睡表现，严重时可造成呼吸抑制甚至死亡。

（4）长期服用的药物偶尔漏服时的处理办法

仔细阅读说明书。

服药频率为每日一次的药物漏服后，可在当天的其他时段内补服，但是不能在第二天一次性服用两天的药量。

　　服药频率为每日两次的药物漏服后，可以在当天的其他时间段内补服，且在此时刻后间隔 12 小时再服用第二剂。

　　服药频率为每日三次的药物漏服后，可以在当天的其他时间段内补服，且在此时刻后间隔 6～8 小时再服用第二剂。

　　服药频率为每周一次的药物漏服后，在记起的当日服用一次的量。不可在同一天服用两次的药量，而后应按其最初选择的日期计划，仍然每周一次服用一次的剂量。

腹膜透析过程中突发事件的
识别与应对

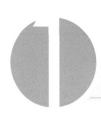

更换腹膜透析操作人员

记得在医院，手术后我慢慢恢复了体力，要开始学习居家透析操作的时候，透析卫士要求必须有一名家人一起参加全程的学习。我想我一个正当壮年的人完全可以自己做好自己的事情，家人即使学不会也无妨，而我也确实很高效地完成了学习，很顺利地通过了医生和护士对相关操作的考核。

然而，一次意外让我意识到自己认知的片面性。那一次，我的右手骨折了，医生建议石膏固定促进恢复。打了石膏的手严重影响了我的日常生活，尤其是腹膜透析换液操作，我根本无法独立完成，而这如一日三餐般的规律没有任何可"打折"的余地。我内心暗自庆幸，透析卫士真有先见之明，幸亏母亲跟着一起学过。

"当初学的我都记不清了，就知道让我们戴好口罩，洗好手不要乱摸……"母亲对着我苦笑道。我知道母亲内心是有点担心做不好的。我宽慰母亲道："妈，不用害怕，我虽然右手使不上劲，但换液步骤我都知道，等会儿你听我指挥，跟着我说的做就行了。"母亲听了，紧锁的眉头渐渐舒展，一步步按照我的指令完成，动作虽然笨拙缓慢，但也没出问题。终于，我们俩提心吊胆地完成了换液操作。中途连接的时候差点就碰到短管内侧面，我暗暗捏了把冷汗，没敢惊扰操作中的母亲，生怕一个惊吓让她操作不当。想着这样下去可不行，难保不会因为一个细节不注意就引起操作相关并发症，我还是听听我的透析卫士有没有好办法，于是我拨通了医院腹膜透析中心的电话。

我问道："你好，我是沈丙，最近因为手骨折无法自己进行腹膜透析换液操作，该怎么办？"

透析卫士答道："之前是哪一位家属跟你一起在医院学习的啊？让他再来腹膜透析中心，我们对他进行一次考核，看看他对学习的操作方法和相关知识有没有遗忘，过程中我们再强化一下操作关键点，这样让他在家帮你操作就可以了。"

"之前我母亲参加过培训，但是出院后一直是我自己操作。早上我和她配合着进行了一次操作，但是她很多步骤都忘记了，人很紧张，手也有点抖，我担心我们俩这样操作会出问题，所以咨询你们后续应该怎么办。"

"你母亲前期学习过，有一定基础，我们只需要对操作的关键点讲解并考核，她应该会很快熟悉并能规范操作的。"

我把我母亲整个的操作过程告诉了透析卫士，并说出我的担忧。

透析卫士对我的做法表示肯定："你电话打得很及时，更换操作者前确实需要及时跟我们沟通。建议你母亲来腹膜透析中心，我们重新对她进行培训、模型练习以及考核。"

我表示我们马上就过去。

来到腹膜透析中心，透析卫士耐心地讲解无菌概念、演示"七步洗手法"和腹膜透析换液操作，并反复强调以下几点：①每个步骤都有其作用，不能省略或更改；②紫外线灯消毒、规范佩戴口罩、规范记录日记，一样都不能少；③有事一定先联系腹膜透析中心，了解注意事项；④如果不能自行操作且尚未出现合适的操作者，可以到腹膜透析中心让专业的护士协助操作。

晚上再做腹膜透析换液操作的时候，母亲的操作明显比之前有条不紊多了，培训这么专业的事果然要交给专业的透析卫士进行，我也放心地让母亲帮我进行换液操作了。

透析卫士还关照我们要将操作环境及实际操作过程进行视频录制，并通过微信发给她们。我在煎熬中等到妻子下班归来，大家商量着要不要先演练一遍再录制，毕竟面对着摄像头，母亲更紧张了，手都不自觉在抖动，居家环境也跟腹膜透析中心的示范间出入太大。我将大家的顾虑发给了透析卫士，对方很快回复了我，强调实事求是反馈现状，抓牢原则的基础上慢慢改进细节，并称赞母亲在腹膜透析中心短时间强化培训效果不错，应该没有什么问题。母亲这才放宽心一些，慢慢放开手脚，在视频录制时稍微镇定了一些。在母亲弯腰接短管时，我能清楚地看到母亲的额角露出了细密的汗珠，一缕发丝垂落下来，母亲下意识地用肩膀蹭了蹭鬓角，花白的发丝往上拢了一下，母亲再低头时又悄悄滑落，母亲只能用小拇指勾住发丝挂在耳根……视频终于录制完成，顺利发给了透析卫士，大家这才如释重负。透析卫士很快回复，肯定了母亲的操作流程，并问我母亲是不是很紧张，还教她发丝滑落时该如何应对。真是细心又有经验的护士，我们都没有意识到这是个问题。透析卫士再一次强调在做连接动作时手必须只接触透析相关物品，其他一切干扰因素都要规避或者非紧急的情况可以在连接后处理。女同志若刘海长，建议用发箍等处理，避免发丝垂落。另外，如果操作时感觉紧张，更多的是因为对操作步骤不熟悉，建议平时经常翻阅腹膜透析居家手册，看着手册上的操作图片回忆操作步骤，在连接或者分离时避免不必要的碰触，可以有意识地停顿一下、深吸一口气再对接。细节无处不在，之前我自己操作的时候有些地方也会困惑，现在想想其实都可以跟我的透析卫士讨教。

真庆幸自己有幸遇到这么负责的护理团队，他们从理论、技能和心理方方面面，无微不至地悉心指导，还在出现突发状况的时候第一时间帮忙解决，简直比百科全书还实用。

腹透液进出有"障碍"

"书到用时方恨少，事非经过不知难"。一次骨折小风波，让我清楚地意识到自己轻视了腹膜透析自我管理知识学习的重要性。

腹膜透析置管术后七日培训期间，透析卫士讲解了许多关于腹膜透析并发症的预防知识。说实话，我当时是有点不屑一顾的，认为自己是一个对自己负责任的人，肯定不会犯一些低级错误而引起并发症。当时我还拍着胸脯跟我的透析卫士表态："我已经得了这个病，工作、生活都受到了影响，我知道腹透管就是我的'生命线'，肯定不会再让其他的意外发生，影响自己的生活。"当初的信誓旦旦如今都成了过眼云烟。之前手臂骨折，需要母亲帮忙进行腹膜透析操作时，我还犹豫到底要不要向透析卫士寻求帮助，她会不会趁机狠狠地批评一顿，那得多没面子啊！透析卫士耐心的指导让我消除了一切顾虑，要将之前学到的腹膜透析自我管理的知识学以致用还有很多细节要注意，需要向这些经验丰富的医护人员咨询。

俗话说伤筋动骨一百天，向公司请了病假在家养伤后，家人怕我休息不好，什么家务都不让我做，恨不得饭都要喂到嘴边。尤其是母亲，看我起身走走，赶紧放下手中的活过来扶我。"妈，我只是手骨折了，脚能正常走路的。""知道，知道，你看你平时跟其他孩子一样天天上班，还要兼顾腹膜透析操作，妈也帮不上忙。这次病假就好好休息……"母亲的声音有些哽咽，转身去拿扫帚准备扫地了。可怜天下父母心，如果可以选择，母亲恨不得得病的是她。为了让母亲安心一些，我选择了家中踱步或者静静地坐着看会儿书。记得培训初期，透析卫士反复地提醒我们，只要体力允许，要适当运动，以保持腹透管在合适的位置。不知这样的活动量是否合适，我便拿起手机在微信上留言："我骨折后病假在家，以静坐为主，活动量明显比之前少一些，要紧吗？"很快便得到了透析卫士的回复："活动量因人而异，体力允许的情况下适量运动可以增强心肺功能，还能维持腹透管功能。影响腹透管功能的因素有很多，运动只是其中之一。"我还是不放心，继续询问道："那我怎样才能发现自己的腹透管功能是不是受了影响呢？"透析卫士答道："在每次进行腹膜透析换液的时候要关注灌入、引流时间，引流量、引流液性状等。如果灌入、引流时间或者每次换液的总时间比之前用时长了，而引流的量却比之前少了，提示可能是腹透管功能出现了问题。"

我放下手机，闭上眼睛，往沙发靠了靠，头脑里不停地念叨"关注引流时间"。对了，好记性不如烂笔头，我应该用本子记录一下每次换液时的引流时间，这样对比更有说服力。之前因为上班的原因，透析卫士让我每天记录的透析日记我都没有好好记录，最近正好在家休息，时间也很充裕，听了透析卫士的指导后更加觉得记录透析日记有很多好处。说干就干，我俨然一个小学生的样子记起了笔记。起初，每次腹透液进出时间总共 20 分钟，而每天的超滤量和尿量也比较稳定。大概过了一周后，我发现自己在进行腹膜透析引流的时候，时间明显延长，引流出来的腹透液的量比之前的少，而当自己处于右侧卧位时腹透液引流量会多一些。

我默默地拿出手机，心想还是早点咨询透析卫士吧，免得之后出现什么问题。"上次你说关注引流时间、引流量可以提早发现自己的腹透管功能是否受影响。我发现最近自己引流时间延长，引流速度下降，是不是我的腹透管出问题了？"消息发出后不久，透析卫士询问我道："引流液总量有改变吗？引流的过程中有不舒服的感觉吗？"我答道："量比之前少得多了，我也尝试了之前在医院学到的改变体位的方法，但是到后半袋的时候，坐着、站着都放不出来，只有右侧卧位时才稍微能放点腹透液出来，但是速度很慢，几乎是一滴一滴地滴出来。"

听到我的这些情况后，透析卫士建议我先去医院让她实际再看看，必要的时候拍个 X 光片，明确肚子内部腹透管的位置。于是我赶紧收拾了一下，很快到了医院。透析卫士带我到了腹膜透析中心的治疗室，将我肚子里留存的腹透液全部放出，又重新拿一袋新鲜腹透液连接好透析管路，冲管排气，灌入完毕后不存腹，直接引流。只见前 10 分钟引流出

1 510 mL 腹透液，10 分钟以后，电子秤上的数字就"蹦"得很慢了，直到 20 分钟才总共引流出 1 780 mL 腹透液，之后就几乎引流不出来了。透析卫士仔细查看了引流液，很清澈，基本确定不是发生感染。但是在引流袋内液体的一角，有一块类似棉絮的东西悬浮在其中，这引起了透析卫士的注意，她问我："你最近在腹膜透析期间，有没有发现有这样的物质在引流液中？""最近这 3 天里，偶尔会出现一丝丝棉絮样的物体，我看引流液颜色都很正常，也很清澈，都能清楚地看到盆底下纸条上的字，就没在意。"我回想着最近 3 天的情况回答她。

透析卫士说："这就是纤维蛋白，腹膜透析的过程中，每天可随透出液丢失 5～15 g 的蛋白质，如果过多摄入高蛋白食物及动物内脏，可使血清脂蛋白浓度增高，血液黏滞度增高，进入腹透液的脂蛋白也增多。在一些酶和毒素的作用下，纤维蛋白可以凝固成条索状或块状物，堵塞管路，使腹透液进出不畅。"我恍然大悟，前段时间骨折后，老家亲戚给我送来一些家中散养的鸡，还一再交代母亲让我多吃些，补充营养，可能是吃得过多了，造成这种现象。

透析卫士继续分析我的状况："可能不仅仅是你所说的这么简单。目前你引流时间长，后半段速度明显下降，可能不全是纤维蛋白引起的导管引流不畅。试想一下，如果是纤维蛋白堵塞了部分导管，应该不会出现站着和坐着时后半袋都引流不出，只有右侧卧位才能引出的现象。估计腹透管的末端已经不在原来的位置，我们称之为'导管移位'。我和冯医生就你的问题进行沟通了，建议你去拍个 X 光片，明确一下腹透管的位置。"

冯医生开了检查单，我去拍了片子，他看后皱了皱眉头告诉我，腹透管漂管了，而且肠道里还有很多的积粪和肠道积气，这可能是腹透液进出慢的主要原因。

我很纳闷地问道："我每天都会解大便，怎么肠道还有这么多的粪便积聚呢？"

冯医生说："先别着急，回想一下，你每天解大便总量有多少，质地是软的还是比较硬、排解比较费力呢？"

我想了想，说："每天早上会解一次大便，总量差不多两个鸡蛋大吧。刚开始解大便比较费力，大便像羊粪一样一粒一粒的，后来一段形状就像香蕉一样，是软的。"

冯医生思索着说："这么看来，你每天大便排出情况是不合格的。粪便形成于大肠，而大肠有 1.5 m 左右，大便的排出要靠肠道的蠕动。前段时间你骨折后，自己也觉得活动有些减少，这样会导致肠蠕动减慢，同时大便在肠道中时间长，其中的水分被肠道吸收，所以你的大便会干结，变成一粒一粒的。干结的大便和肠道里过多的气体会挤压腹透管，从而造成腹透管堵管或漂管。这些过程都是在你肚子里悄悄发生的，肉眼虽看不见，但是出现了结果后我们可以这样推测。"

原来如此！

在医院，护士给我灌肠，又指导我口服了一些药物通便和增加活动，我解出了很多大便。之后，我的腹透液进出速度明显比之前快了许多，但是引流出来的腹透液的量仍然不足，透析卫士告诉我漂管没那么快解决，同时担心我在这过程中水肿加重，出现血压升高等问题，便帮我联系了床位住院处理。我自己也非常担心，万一严重了岂不是雪上加霜。住进医院后，我每天按照护士教我的方法去锻炼，踮脚跟，每天乘坐电梯到 10 楼，再走楼梯到 1 楼，每天早、中、晚坚持各进行 1 次。功夫不负有心人，3 天后，从肚子里引流出来的腹透液终于正常了，我激动得差点哭出来。拍的片子也显示腹透管果然已经回到原来的地方了。隔壁床位的肾友都替我高兴，他告诉我，之前他也有过漂管，可他没我幸运，他是通过手术复位的，是又花钱、又遭罪。

在医院住院期间，我的透析卫士又帮我复习了一遍腹透管引流不畅的相关知识。简单的引流不畅可能是由于腹膜透析管路受压、扭曲、折叠，这种情况一般通过外在的观察能发现，而且解除了上述的情况后引流不畅的问题很容易就解决。除了简单的原因，腹透管移位、纤维蛋白堵塞、肠腔气体过多、便秘也可引起腹透液引流不畅，我此次就是合并了这些情况。经历过这次问题，它的预防措施及处理方法我深深地记在脑海里了：①忌过量摄入肉类及动物内脏，防止高血脂、高蛋白、高血红蛋白、高黏滞血症；②忌腹透液在腹腔内留腹时间过长，如较长时间停止透析，一定要定期让医生作抗凝封管处理；③清淡饮食，多摄入新鲜蔬菜、水果，防止水肿和脱水；④保证规律、充分透析，防止过度虹吸，管路静止时间过长会引起管腔纤维蛋白冷沉淀析出形成纤维蛋白块堵塞；⑤预防腹腔感染。果然，自己经历了才会印象深刻，通过这次住院，我对腹膜透析并发症有了更深刻的了解。

腹透管破裂漏出液体

两次往返医院，两次都是在胆战心惊中度过，我一次又一次深刻地意识到腹膜透析知识温故而知新的重要性。不管是门诊还是住院，我都会有意识地"蹭蹭课"——随访等待的过程中，我会听听其他肾友都有可能出现哪些问题，护士都问一些什么问题，怎么指导的。门诊上透析卫士们很忙，有时候会跟肾友反馈相关实验室指标，有时候会教新肾友相关操作，还有一些时候会处理一些突发状况。

"陈护士，快帮我检查看看，不知道是不是腹透管漏了，裤子湿了一块，但是我也看不到管子哪里漏啊，这可怎么办啊？"只见一位大叔焦急地跑进腹膜透析中心的诊室。透析卫士跟正在随访的肾友打声招呼，转向那位大叔，问道："您确定是腹透管流出的液体吗？不是别的地方的水洒在裤子上了吗？""对，我确定是腹透管漏出来的！"听到这，透析卫士急忙上前安抚他别着急，并指导他用蓝夹子夹闭靠近出口近端的导管，说道："老李，这会儿夹子夹紧就没事了，稍后我来处理，因为这边早来的肾友已经等待很久了，我评估好他们的情况后，马上就帮您检查腹透管是不是漏了。"那位李大叔在诊室门口的走廊里来回踱步，焦急地看了看等待区的人们，肾友们也很通情达理，都表示让李大叔先处理。透析卫士带着李大叔进了治疗室，大约过了30分钟，李大叔迈着轻松的步伐走出了治疗室。

透析卫士紧随其后走出治疗室，还不忘嘱咐："老李，这次腹透管漏液的问题已经给您处理好了，刚刚检查您腹透管的时候，我发现就是您这皮带上的金属部分刺破了腹透管。针对这样的情况，这次只能通过修剪磨损处后重新连接钛金属接头和短管解决燃眉之急。但是这样腹透管就比之前短了很多，万一再发生类似的情况，可就没有这么简单了。如果破损处距离皮肤出口 2 cm 以内就没有办法补救了，那时候只能通过手术重新置管。所以，接下来杜绝类似的问题发生一定要注意两方面。第一，一定要按照我们的要求正确使用腹膜透析的专用腰带，保护好腹透管；第二，不要再使用这样的皮带了，可以穿休闲运动裤，有松紧带的裤腰方便调节，也很舒适。如果以后再发现或者怀疑是腹透管渗漏，请记住，使用蓝夹子在靠近出口的地方夹闭腹透管，用干净的纱布包裹好腹透管并尽快来医院。"

李大叔摸了摸皮带，难为情地说道："以后再也不敢系皮带了，我可不想重新置管，我赶紧回家让女儿给我买运动裤穿。"

透析卫士见候诊的肾友们了解到李大叔的情况都有些吃惊，趁机做起了教育："不正确使用专用的导管保护腰带保护腹透管，硬物硌破管子的现象很普遍，男同志喜欢使用的皮带更是常见的罪魁祸首。除此之外，大家还要注意，平常在进行腹透管及外接短管护理时，不可接触和使用剪刀、缝针等锐利物品，还要妥善固定导管，避免打折导致导管破损漏液。"

肾友缪阿姨打岔道："其实你告诉我们进行导管或外接短管护理时不接触剪刀等锐利物品，这我们都遵守的，可其他时候就会忘记。上次我弄破短管就是因为自己马虎又追求完美，孩子给我买了新衣服，我看见有线头就拿起剪刀修理，谁知道剪刀太钝，剪了好几下，剪刀一滑，就剪破管子了。"

透析卫士："是的，不管什么情况都不能在腹透管附近使用锐利物品。如果要修剪衣服上的线头，要先将衣服脱下来，再进行修剪；如果想要缝补衣服，也是一样，将衣服换下来再缝补。希望大家都能爱护好自己的腹透管。"

另一个肾友说："我上次住院还偶遇一位大姐，人家活得可精彩了！跟家人天天开着一辆车自驾旅游，觉得腹带在身上相当不方便，就将管子缠绕几圈后用牛皮筋扎起来塞进缝制的内口袋，管子被折叠的地方与裤子长期摩擦，最后管子破损了，而且这种破损还不能轻易察觉，刚开始还以为是出汗浸湿了裤腰呢！"

透析卫士总结道："是的，腹透管破裂的原因和种类有很多，有的可能是意外发生的状况，有的是自己粗心大意引起的，我们一起再回顾一遍造成腹透管破裂的原因，概括为以下几个方面。①腹膜透析时间长，腹透管老化。②使用含酒精的消毒液消毒、清洁腹透管。③皮带磨损导管或穿着过紧的衣裤造成导管打折。④没有按要求妥善固定导管，固定导管时未顺应导管出口方向，导管扭曲折叠。⑤外力扭转、牵拉。⑦锐器损伤，如在腹透管附近使用剪刀、缝针等。这些都会导致腹透管破裂。鉴于以上这些情况，提醒大家平时一定要做好自我照护，尽量避免类似事件发生。"

大家还在你一言我一语地诉说着自己的见闻，我下意识地摸了摸自己身上的腹透管，置管这么久，虽然身上带着根管子，但依然能够上班，能够陪家人一起生活。渐渐地，我已经习惯了腹透管的存在，从开始的小心翼翼到现在的得心应手，我感觉腹透管已经是我身体的一部分。每次睡觉都小心翼翼生怕压坏、拉扯腹透管，醒来第一时间看看腹透管有没有放在腰带，穿衣风格也改成了休闲风……原因归纳得很全面，但是具体的生活情境却是千变万化的，很多人在变化的情境中却抓不住重点。每次"蹭课"都受益匪浅，还能听到各种情景案例，很实用，花时间等待随访也是相当值得的。

4. 短管被污染或脱落

　　冬天来了，天气冷了，风吹过，寒气直侵入骨头，然后在身体里扩散，我的身体似乎要变成冰棒了。每天我身上都穿着厚厚的衣服，虽然厚厚的衣服给了我温暖，但是同时也限制了我的活动，我的动作变得迟缓，有时衣服多得使我腹膜透析操作时的视线也受到了影响。一次，我在家做腹膜透析，因为天气冷，我就穿着厚厚的衣服进行腹膜透析换液。我像平时一样连接好腹透管和腹透液接口，按步骤将腹透液进行放出、灌入，就在我将腹透液往肚子里灌入差不多一半时，我发现腹透液灌入的速度突然变快，同时感觉到衣服和裤子湿湿的。我赶紧掀起衣服查看，发现腹透管在钛金属接头处和外接短管及双联系统分离了，而肚子上的腹透管里还有腹透液从钛金属接头处往外流，我猛然意识到原来是腹透管与外接短管的接头分离了。

　　记得在置管后的培训学习中，透析卫士曾经说过，要定期检查腹透管的各个部位，尤其是有旋转连接的接头处，要定期拧紧。如果腹透管与外接短管不小心分离了，要用蓝夹子将腹透管夹住，防止细菌进入腹腔引起腹膜炎。我立马拿了蓝夹子夹在靠近皮肤出口的腹透管上，腹透液便不从肚子里往外流了。看着还连接在双联系统上的外接短管，我将外接短管从双联系统上旋下来，外接短管没有掉到地上，想着这根短管才用了3个月，我就用碘伏将腹透管与外接短管的接头消毒了一下又连接起来。连接好之后，我总觉得有点不放心，所以拨通了透析卫士的电话，将自己腹膜透析换液过程中出现的情况及处理方式和透析卫士说了一下。透析卫士告诉我用蓝夹子将腹透管靠近皮肤端夹起来是对的，但是后面的处理方式就不对了。她让我不要将蓝夹子打开，然后立即到医院处理。电话中透析卫士告诉了我这样处理会产生的结果，让我意识到事情的严重性。我立马来到医院腹膜透析中心，找到了透析卫士，她查看了我的腹透管情况，告诉我幸好我用蓝夹子将腹透管夹住，不然发生腹膜炎的风险更大了。虽然外接短管没有掉落在地上，但感染的风险还是很大，因此一定要更换新的外接短管。之后，透析卫士让我戴好口罩，洗好手，将我带到腹膜透析中心的治疗室更换了新的外接短管。看着她为我更换短管的一系列操作，我觉得自己当时打电话联系腹膜透析中心是多么正确的决定。就在我以为换好外接短管就可以回家的时候，透析卫士告诉我事情还没结束。只见她拿了一袋新鲜的腹透液连在了我的外接短管上，将我肚子里剩余的腹透液放出来，从袋子中抽取了一点腹透液放在容器中，将腹透液送去化验。她告诉我，将肚子里的腹透液送去化验是为了确定有没有感染，如果化验结果是有感染，就可以早一点用药，腹膜炎越早用药效果越好。在等化验结果期间，透析卫士又跟我讲了一遍外接短管脱落的预防措施及处理方法：①每月按照约定到腹膜透析中心进行随访，定期更换外接短管；②选择大小适宜的腹带，妥善固定腹透管，避免腹透管受到牵拉；③自己要经常检查腹透管与外接短管的接头是否连接紧实。发生意外状况时的处理方式：发现腹透管与外接短管脱落，或者腹透管与双联系统分离时，要用蓝夹子在靠近皮肤的位置将腹透管夹闭，用无菌纱布将腹透管接头包好，到医院更换外接短管。当然，如果在将外接短管接头与双联系统连接或做好腹膜透析换液准备封管时，外接短管接头不小心污染了，如碰到衣服或手等而被污染的情况下，可以暂停腹膜透析，然后用蓝夹子将腹透管靠近皮肤处夹紧，用一个新的碘伏帽将外接短管接头盖好，之后到医院更换腹透管及进行腹透液检查。

听完透析卫士的讲解后，我对欠缺的腹膜透析知识有了了解。想着最近天气冷，工作又忙，自己在腹膜透析方面确实疏忽了，没有按时随访检查，检查腹透管的频率也没有以前高了。以后自己在这些方面可不能偷懒了。这个时候，我的化验结果出来了，医生看了一下我的化验结果，是正常的，我的那颗悬着的心总算落了下来。透析卫士叮嘱我回去观察腹透液的颜色，防止腹膜炎的发生。回到家后，腹透液一直都是清澈的，我也算彻底放心了。

 **透出液体的"形形色色"**

自从经历过两三次腹膜透析过程中的意外后，我对自己的透析越来越重视了，每个月我都会按时到腹膜透析中心进行随访，让我的透析卫士为我进行全面的评估，不仅能及时发现我存在的问题，同时我也能不断地学习来巩固我的腹膜透析知识。今日，又是我如约到腹膜透析中心随访的日子了，来随访的肾友比较多，等待的时间比较久，到了更换腹透液的时间，我便准备先在腹膜透析中心的治疗室更换腹透液。

戴好口罩，进入治疗室，遇到了好多熟悉的肾友，大家各自在相应的座位上进行着腹膜透析操作，我也拿了一袋刚加热好的腹透液进行更换。开始引流后，我按照透析卫士教我的方法，低头观察着肚子里引流出来的液体是否清澈，能否清晰地看到袋子下面纸条上的字。旁边的李大爷说道："小沈，你的透析液怎么这么清，跟矿泉水似的，你看我的透析液颜色多黄，你这是不是透析没效果呀？"我看着旁边李大爷的透析液，他的确实比我的黄多了。我从来没想过这个问题，莫非我的透析效果真的不好？这时候，透析卫士进来了，我赶紧向她咨询。

"我的腹透液这么清，是不是透析没效果？"

透析卫士解释道："正常情况下，透析液应该是清亮透明或轻微混浊的，颜色呈无色或淡黄色，就跟尿液颜色差不多。透析液的颜色和平时饮食、饮水、用药等有关系。透析效果不是用透析液的颜色评价的，而要进行透析充分性评估，通过计算透析液、尿液和血液中的相关指标得出结论。大家每次换液的时候需要关注透析液是否清澈，主要是为了判断是否有炎症发生，在光线充足的情况下，透过引流袋能看清楚纸条上的字，透析液就是清澈的。但是，有时候透析液不一定是透明的，比如透析液稍微震动一下会产生泡沫，透析液里偶尔还会有白色棉絮样的东西等。在透析时，体内蛋白质会伴随透析液流失，因此大家会发现透析液稍微震荡就会有泡沫产生，泡沫多少间接反映蛋白质流失的多少。腹膜透析的肾友在感染或者管路刺激的情况下，透析液中会出现棉絮样的东西，这是纤维蛋白。纤维蛋白出现时，首先要判断有无伴随腹痛、发热、透析液混浊等腹膜炎症状，三者中出现任意一个就要小心是否得了腹膜炎，及时来腹膜透析中心进行相关检查和治疗。如果没有腹痛、发热、透析液混浊，要注意观察透析液进出水的速度是否正常，因为纤维蛋白可以进入腹透管，引起导管的堵塞而使液体进出不畅。每次的透析换液时间一般不超过 30 分钟。如果发现进出水变慢，甚至进出水困难，就要小心是否存在纤维蛋白堵塞腹透管，应联系腹膜透析中心进行处理。"

我很好奇地问道："纤维蛋白是怎么产生的？"

透析卫士回答："透析液中的纤维蛋白会因感染等原因凝聚在一起。也有些肾友会因为摄入蛋白质增多，排出的也多而增加凝聚的可能。如果是全身的炎症导致的，应积极消炎治疗；如果是饮食不当引起的，应调整饮食结构，做到荤素搭配合理。"

"哦，难怪了，我上次手臂骨折，家里给我炖了蹄膀，第二天就出现过纤维蛋白，后来没有了，我就没当一回事，长知识了。"

透析卫士回应："处处留心皆学问，随着大家在家透析时间的延长，在透析过程中是不是每次都像小沈这样仔细地观察引流出来的透析液的情况啊？还有遇到过的其他情况吗？"

李大爷赶忙说道："每次都仔细观察的，要不我也不能和他对比，说我的颜色黄啊。透析液的其他情况，我也遇到过，上次我放出来的透析液就跟洗肉水一样，第一次看到特别慌神，打电话给腹膜透析中心，护士让我冲洗了一袋常温的透析液就好了。"

透析卫士点了点头，说道："如果引流出的透析液呈粉红色或红色，也许是腹腔内有出血，血液流入透析液中所致。偶尔出现很少量的血是没关系的。血性透析液常见于感染性腹膜炎、插管时腹内脏器或者腹膜毛细血管损伤、腹壁止血不彻底漏入腹腔等很多情况。女性肾友在月经前一两天可能排出粉红色的透析液。剧烈的运动、提或抬举重物后，透析液也会变成粉红色。如果发现有血性透析液，一般用常温的透析液冲洗腹腔后，透析液颜色会变淡，这个时候就不需要紧张，继续正常腹膜透析并加强观察就可以了；如果冲洗后颜色更深了，那就说明血管受冷收缩止血的效果不佳，要及时联系腹膜透析中心医护人员或者直接到医院寻求帮助。"

李大爷补充道："我那次是冲洗了一袋后就好转了。但听其他肾友说，有时候透析液不是洗肉水那样的，而是通红通红的一袋，像血流出来一样。本来咱们肾友就会有贫血，再看到放出来的透析液像血一样，想想都害怕。"

大家听到李大爷的描述，都蹙了蹙眉，表示不敢想象。透析卫士为了缓解紧张的氛围，说道："透析液中有几毫升血就会让整袋液体通红一片，大家不必惊慌失措，觉得自己失血过多。当然，如果用常温的透析液冲洗后颜色加深，那有可能是内脏出血，譬如肝破裂，或者是服用过量的抗凝药物、肿瘤破裂等，需要尽早来医院治疗。"

在我对面坐着的王阿姨也有透析液异常的经历，她说道："有一次，早晨喝了瓶牛奶，结果之后放出来第一袋透析液就是乳白色的，就像牛奶一样。当时见那种情形，我完全慌了神。透析液混浊看不清盆底纸条上的字，还跟牛奶的颜色一模一样，我害怕是胃穿孔导致喝的牛奶直接进到透析液里了，赶紧和老伴收拾东西来了腹膜透析中心。但检查后，医生和护士都说没有问题，也是蛮奇怪的。"

透析卫士接着王阿姨的话说道："阿姨，如果真是胃穿孔了，您当时应该会疼得受不了。您说的这种乳白色的透析液，我们称之为'乳糜液'，是微小淋巴管破裂溢出淋巴液造成的。手术、感染后或一些特殊疾病导致淋巴管堵塞，都可能出现乳糜液。还有一种特殊情况，一般发生在吃了一顿大餐后，甘油三酯直接进入淋巴系统，也会出现乳糜样透析液。您上次的情况可能是空腹喝了一瓶牛奶引发的。但您和老伴发现状况能及时来医院处理是正确的。大家发现透析液异常后及时来医院是好事，千万别有异常也当作习以为常。有时候使用的药物（如利福平、卡络磺钠等）和吃的带颜色的食物（如菠菜根、红心火龙果等）也会导致透析液颜色异常，一旦停用这些可疑物，透析液就会恢复正常。当然，最重要的一点是，如果发现透析液混浊，需要保留第一袋混浊的透析液并带到腹膜透析中心进行化验哦。"

王阿姨又说道:"上次住院检查,我还遇到一个肾友,透析液是绿色的,真稀奇。您给我们讲讲看,这是什么原因呢?"

透析卫士回答:"绿色一般是胆汁色,十分少见。总之,透析液颜色一般是浅黄色,深浅可以变化,只要清晰可见字,那多半没有大碍。如果出现其他颜色,及时跟腹膜透析中心联系,我们可以顺藤摸瓜找到根源。"

专业的判断交给专业的人进行,我们应该学会识别什么是异常。短短的半小时却让我收获颇丰。

五

腹膜透析过程中如何留住"小便"

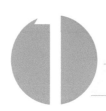

我们的"小便"有着重要作用

前几个章节里，我用这三年腹膜透析积累的一些经验跟大家分享了腹膜透析的操作和处理方法、怎样去吃得"好"和安全用药。在这里，还有一个重要的话题和大家分享，就是要关注自己的"小便"，所以在接下来的这一部分，我想跟大家聊聊我们"小便"的重要性，换句话说就是"残余肾功能"对于咱们肾友的重要性。

首先，为什么咱们肾友会出现小便减少甚至没有小便的情况呢？一方面，腹膜透析只是用透析的方法代替了肾脏的一部分功能，也就是肾脏疾病依然存在，它会慢慢侵蚀残余的肾小球，甚至将它们完全破坏，直至没有小便生成；另一方面，如果每次透析间期水分摄入过多，而血管容量是有限的，那么这些多出来的水分从血管里渗到身体组织里，在透析的时候清除的水分越多，血管就会越瘪，血管瘪了，肾脏里的血流会减少，原本正常工作的残余肾小球一缺血也就坏了，小便会减少或者消失。另外，水分增长过多，肾脏功能大起大落，小便量也会减少或消失。也就是说，肾脏的基础疾病、超滤过多等原因都会导致尿量减少。

其次，尿量减少后会怎么样呢？这对咱们来说显然是个危险信号，它提示咱们残余肾功能存在一定程度的下降了，导致水分和毒素排不出去，身体水肿、毒素指标升高。医生会告诫咱们在水分控制方面得引起重视了，也会根据咱们的尿量和其他指标判断咱们的残余肾功能，然后结合超滤量的情况来给咱们采取一些应对措施。

因此，"小便"对我们来说有着重要作用，它的质和量能够衡量我们的残余肾功能。肾脏作为身体的排泄系统之一，能够产生小便，来促进代谢产物，如肌酐、尿素等的排出。腹膜透析可以代替一部分的肾功能，这是肯定的，那么是不是做了腹膜透析，咱们的肾脏就失去功能，没有用处了呢？当然不是。

做了腹膜透析，肾脏还是有一部分残余肾功能的，腹膜透析只能部分地替代肾脏调节水、电解质和酸碱平衡的功能。腹膜透析如果进行得顺利，可以从一定程度上保护残余肾功能。残余的肾功能可以帮助我们排出多余的水分，还具备透析无法替代的内分泌功能，能够分泌身体所需要的激素。哪怕只有一点残余肾功能，对身体也是大有好处的，值得咱们好好珍惜。俗话说，留得青山在，不怕没柴烧。留住残余肾功能，能更好地帮助我们维持腹膜透析，延长寿命。

关于"小便"的重要作用，这里还有一个小故事跟大家分享，希望能让大家加深印象。

故事得从我三年前刚准备腹膜透析那时说起。记得那时候隔壁病房住着小Z，是个年龄和我相仿的小伙子，性格比我还要外向，已经做了三年腹膜透析。在他面前，我可以说是"透析小白"。因为是同龄人，我会带着各种关于透析的疑虑跑到隔壁去跟他聊天。他的笑容里带着一些无奈，对我说："兄弟，咱们注定就是透析这条路上的战友了啊。我跟你说啊，这个残余肾功能，你可得保护好。"我就纳闷了："不是要做透析了吗，自己的肾脏就没有用处了呀，哪还有残余肾功能啊？"小Z跟我娓娓道来："你知道我这次为什么住院吗？我确实是做了三年腹膜透析了，不过我的小便量在这次住院之前还是每天有200～300 mL的，肌酐、尿素等控制得也还可以。可是，前段时间我感冒了，自己没引起重视，拖到比较严重的情况，还有点拉肚子，然后就慢慢没有小便了，身上开始水肿，吃饭也没啥胃口，就赶紧跟单位请假来医院看了，结果化验发现毒素水平高上去了。医生告诉我，是因为重感冒和腹泻影响了我的残余肾功能，所以让我赶紧住院。"那一刻我才了解到，原来做了透析后，自己的肾脏还是有一部分功能的，而且某些原因会影响残余肾功能，就会没有了小便，排不了水分和毒素。后来，当我决定选择腹膜透析方式的时候，床位医生也语重心长地跟我说过："无论你选择哪种透析方式，都要尽量保留住残余肾功能。而且，选择合适的时机开始透析，才能更好地保存肾功能。"

那么，肾友小 Z 和医生说的"残余肾功能"是个什么概念呢？它其实就是肾脏受损之后健存的肾组织所具备的肾功能。简单来说，就是一天 24 小时尿液的总量和质量。由此可见，咱们每天的小便情况都值得关注。刚进行腹膜透析的肾友或多或少都会有些残余肾功能，判断残余肾功能的最简单方法，就是观察每天的尿量，一般认为每天尿量 > 100 mL 时是存在残余肾功能的。可别小看这残余肾功能，它的作用可不容忽视，不仅可以帮助排出体内代谢的废物和水分，还能分泌促红细胞生成素等多种激素。在咱们肾友当中，透析三五年甚至八年、十年的人都可能还有小便，所以大家要注意保护残余肾功能。就拿我自己来说，腹膜透析三年来，目前每天还有 200 mL 左右的小便。

那么，是不是小便越多就说明残余肾功能越好呢？曾经我自己也有过这样的误解，还给自己"挖过坑"呢。就在我腹膜透析的第一年里，那段时间我的小便量每天有将近 800 mL，就沾沾自喜地认为自己的残余肾功能还挺好的，于是"放飞自我"，国庆假期跟同事去外地旅游了一周，其间停止了腹膜透析。半个月后我去医院复查，发现血肌酐从前一次复查的 700 μmol/L 升到了 1 100 μmol/L，血钾也升高了。医生很严厉地跟我说，不可以自己随意减少或停止透析，再这样下去要去急诊抢救了。那一次真是把我吓得不轻。从那以后我就知道，小便量多也不一定代表残余肾功能好，还要看小便的质量如何，也就是小便里排出的毒素多不多。曾经遇到过一些肾友，他们的小便量基本正常，但小便的质量很差。也就是说，他们虽然尿出了多余的水分，可是毒素还在血液内继续伤害身体。所以，肾友们一定要在医护人员的指导下进行规律透析和复查，如果肾功能确实有所恢复，医护人员能够及时帮助我们调整透析方案。可千万不能像我之前那样，认为小便很多就自己随意停止透析。

我和肾友们的一些前车之鉴，希望能或多或少地帮助大家了解残余肾功能的重要性，让大家绕过一些误区，避免"踩坑"。

开始透析后仍要关注每日尿量

对于腹膜透析的肾友们来说，关注尿量起到很大作用。一方面，尿量反映了残余肾功能的情况；另一方面，我们可以根据超滤量和尿量的多少来掌握每天的水分摄入量。

从透析开始，我就听取床位医生的建议，每天记录尿量，我在带有刻度的表格上，把每天的尿量画个点标记出来，再用线把点连上。这样自己能够了解一段时间内尿量的变化趋势，医生也可以通过这个表格帮助我准确掌握身体情况，及时采取措施，避免一些并发症的发生。

一些肾友喜欢靠"感觉"和"眼睛"估算尿量，也就是"看上去差不多有多少毫升""大概跟前一次差不多"……每天如此粗略计算，不知不觉、日复一日，"差不多"就会变成"差很多"。当出现体重上升或下降，水肿或者脱水，导致身体不舒服时，就开始后悔了。

记得有一次住院，医生查房的时候问一位肾友："今天的尿量有多少啊？"肾友不以为然地嘀咕着："天天要问我尿量，真麻烦，多了少了我都能看得出来，为啥非要记下来有多少。"医生立马纠正他："必须要记录哦！这就好比看天气穿衣服。我打个比方，你看着尿量差不多有 1 500 mL，实际上可能只有 800 mL 或者 1 000 mL，在这样的情况下，你的饮水量肯定是偏多的。如果每天如此，逐渐就会出现身体水肿、血压升高，所以每天要记录超滤量和尿量。明天我还会来问你哦。"

只有准确记录尿量，才能及时关注到尿量的变化，及时调整饮食和饮水量，做到身体中摄入液体和排出液体的平衡。在腹膜透析早期，尿量正常、没有水肿，可以适当多饮水，增加尿量，同时要关注每天的体重，防止发生心力衰竭。随着透析时间的延长，尿量可能会逐渐减少，甚至消失，这时候就要注意控制水分摄入。所以，尿量可以说是肾友们饮水量的"风向标"。饮水务必要遵循一个原则，就是"不渴不喝水，渴了少喝水"。这里的"水"不仅仅是白开水，还包括稀饭、面条、汤、水果里的水分。那么每天该摄入多少水分呢？这个量应该是 500 mL 加上前一天的尿量、超滤量。拿我自己来给肾友们打个比方，我昨天的尿量是 600 mL，超滤量是 1 500 mL，那么我今天可以摄入的水分就应该是 500 + 600 + 1 500 = 2 600 mL。如果水分摄入量超出了 2 600 mL，就可能会出现身体水肿、血压升高、胸闷甚至心力衰竭等并发症。当然，这里要再次强调，这 2 600 mL 的水分，包括食物中的水分和牛奶等的水分。透析卫士曾告诉我一个简单的算法，就是如果一日三餐均能正常吃饱的话，那么从三餐食物中摄入的水分已经差不多要 1 000 mL 了。因此，对于小便量少和（或）超滤不多的肾友而言、计算每日可摄入的水分真的很重要。

通过我的分享，希望大家也能保持每天记录尿量的好习惯，做到对每天进水量心中有数，做好自我管理。

留住小便的秘籍

前面跟大家聊过残余肾功能以及关注尿量的重要性，腹膜透析的优点是可以保护残余肾功能，也就是留住小便。有不少肾友做了腹膜透析五年、八年，甚至十年都还有小便，而有一些肾友透析了半年、一年就没有小便了。留住咱们的小便，究竟有什么秘籍呢？听我一一道来。

（1）秘籍一——控制好水分

要留住小便，最重要的一条就是控制好水分，不要过度"控水"或"涨水"。在每天有小便、身体没有水肿的情况下，医生是鼓励咱们可以适当喝水的，因为喝水才会产生小便。肾脏需要一定的血液灌注，咱们肾友本身就有不同程度的肾性贫血，再加上不喝水，肾脏会缺血。就像小树苗缺水是长不高的，是一个道理。当然，水太多也不行。我这样打比方，肾友们就能很好地理解了。

我认识一个年轻肾友，二十几岁的女孩子，刚透析一年就没有小便了，因为她特别害怕水肿，对喝水很抵触，所以平时无论超滤量有多少，她都几乎不敢喝水。逐渐地，小便就没有了。因此，肾友们不要过于严格控水，而是要适当喝水，但要注意"适当喝水"不是"放开了喝"。

这里又要说到一位腹膜透析多年的张大爷。有一次住院，医生查房时发现他的双腿肿得很严重，张大爷很无奈地叹气："明明引流很好，超滤也比以前多，可就是一天比一天肿。"这就是水喝多了造成的。医生查看了他每天的出量，发现超滤量每天在 900~1 000 mL，而小便量只有300 mL 左右。于是问他最近是不是喝了太多的水，张大爷用手指了指他那 1 000 mL 的"巨无霸"茶缸，说："每天差不多这样的两大茶缸吧。"医生告诉他，这就是问题所在，也跟咱们病房的几个肾友普及了一个关于容量管理的知识：人体就好比一个水池，从水龙头里流进水池的水好比咱们吃进去的水，而咱们通过"水池的出口"排出小便、汗液和超滤液等，只有进的和出去的水量差不多，这个水池里的水才不会涨上去。张大爷每天喝进去的水就已经有 2 000 mL 了，还不包括饭菜、水果中的水分，而每天排出的水分只有 1 300 mL 左右，就好比水池里流进去的水比排出去的水要多，所以他会出现水肿。这样的情况，对他的残余肾功能肯定是有影响的，那么他的小便就渐渐保不住了。

那咱们喝水到底应该怎样去喝、喝多少呢？前一节已经跟大家分享过我的经验，就是前一天的超滤量＋尿量＋ 500 mL，所以肾友们居家透析期间应准备好秤和量杯，定期准确记录和称量，是进行出入量管理的好方法。

（2）秘籍二——慎用高渗腹透液

这里又要给大家插播一个小故事。两年前，有一次我去门诊复查，遇到了一个刚透析四个月的肾友，她是位四十几岁的大姐。她在等号的空隙跟我聊天，忧心忡忡地说："不知怎么的，前段时间尿量每天都在减少，这两天几乎就没有了。"后来医生帮她分析了最近的腹膜透析情况，原来是因为那段时间她为了省点钱，把家里其他人剩的两箱 2.5% 的腹透液给用了，结果她的超滤量太多，小便也开始逐渐减少，现在已经完全没有了。用大姐自己的话来说，就是"省了小钱有多开心，现在就有多后悔"。所以，肾友们要根据医生的医嘱来使用腹透液，尽可能不用或者尽可能晚用高渗腹透液，比如 2.5% 的腹透液甚至 4.25% 的腹透液。这种高渗腹透液的原理就好比"糖拌西红柿"，在切开的西红柿表面撒上白糖，西红柿里面的水分就会渗出来。超滤量过多会引起小便减少，所以保护好小便量的秘籍之二，就是要慎用高渗腹透液。

（3）秘籍三——控制好血压

咱们肾友往往都伴有高血压，有的是高血压引起的肾脏病，有的是肾脏病引起的高血压。无论是哪种情况，高血压都会损伤肾脏，同时肾脏损伤又会升高血压，这样就形成了一个恶性循环。有的肾友对血压不够重视，甚至不去测量，或者觉得血压在一段时间内控制得挺好，就自行停用了降压药，接着就会出现水肿、胃口变差、小便量减少等，无奈地去门诊问医生，结果一量血压，高得惊人，再查一下血指标也都升高了，才知道自己的残余肾功能更差了。所以，咱们要把血压稳定住，减少肾脏损伤，保护好残余肾功能。另外，血压过低会引起肾脏缺血缺氧，加重对残余肾功能的损害而影响尿量。透析肾友们应该控制好血压，使血压维持在正常范围内。

（4）秘籍四——提高免疫力

用中医的说法，咱们肾友是"气血双亏"，加上药物的刺激，免疫力变差，一不小心就会引起感染、感冒等，这些都会加重肾脏病。所以，咱们平时要养成早睡早起的习惯，不熬夜、不劳累，不吸烟、不喝酒，结合适度锻炼，来增强身体免疫力。避免滥用保健品、中草药、肾毒性药物如氨基糖苷类的抗生素、解热镇痛药物、造影剂等。

（5）秘籍五——控制好饮食

如果饮食不注意，就会加重肾脏负担，影响残余肾功能，也就影响了尿量，所以咱们要多在饮食上下功夫。少量优质蛋白有利于肾功能的稳定，而且要多吃蔬菜、水果。少油、少盐、少糖，也就是少放调味品。因为调味品，特别是盐，摄入过多会使体内水分不容易排出去；而吃得清淡，再结合适当喝水，有利于水分的排出，在保证营养的同时保护残余肾功能，保护尿量。

（6）秘籍六——定期记录和复诊

定期测量体重、超滤量和尿量，做好数据记录，这份记录是咱们病情的"晴雨表"。如果能做到规律记录，咱们可以通过查看这些数据的变化趋势，定期去门诊和医生、护士沟通，通过数据中一些关键的变化，可以避免很多并发症的发生。

这就是我关于如何留住小便的一些秘籍，希望咱们一起养成健康管理的好习惯，一起走好未来的健康之路。